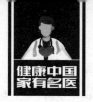

健康中国
家有名医

# 儿童哮喘
# 诊断与治疗

**总策划　王韬 教授**

中国科普作家协会　医学科普创作专委会主任委员

主编 ——— 董晓艳

U0198328

上海科学技术文献出版社

Shanghai Scientific and Technological Literature Press

**图书在版编目（CIP）数据**

儿童哮喘诊断与治疗 / 董晓艳主编 . 一上海：上海科学技术文献出版社，2023
ISBN 978-7-5439-8750-0

Ⅰ.①儿⋯ Ⅱ.①董⋯ Ⅲ.①小儿疾病—哮喘—诊疗 Ⅳ.① R725.6

中国国家版本馆 CIP 数据核字 (2023) 第 029565 号

选题策划：张 树
责任编辑：王 珺
封面设计：留白文化

儿童哮喘诊断与治疗
ERTONG XIAOCHUAN ZHENDUAN YU ZHILIAO
主编 董晓艳
出版发行：上海科学技术文献出版社
地 址：上海市长乐路 746 号
邮政编码：200040
经 销：全国新华书店
印 刷：商务印书馆上海印刷有限公司
开 本：650mm×900mm 1/16
印 张：9
字 数：93 000
版 次：2023 年 3 月第 1 版 2023 年 3 月第 1 次印刷
书 号：ISBN 978-7-5439-8750-0
定 价：38.00 元
http://www.sstlp.com

# "健康中国·家有名医"丛书总策划简介

## 王 韬

上海市同济医院急诊医学部主任兼创伤中心主任,上海领军人才,全国创新争先奖状、国家科技进步奖二等奖获得者,国家健康科普专家库首批成员,中国科协辟谣平台专家,国家电影局科幻电影科学顾问,中国科普期刊分级目录专家委员会成员,中国科普作家协会医学科普创作专委会主任委员,中华医学会《健康世界》杂志执行副总编。

# 儿童哮喘诊断治疗
## 作者简介

### 董晓艳

主任医师，硕士生导师，上海市儿童医院呼吸科主任，中华医学会儿科呼吸学组委员，儿童慢性咳嗽协作组委员、儿童肺功能协作组副组长、上海医学会儿科分会呼吸学组委员、上海儿童肺功能协作组副组长、中国妇幼保健学会儿童变态专委会副主任委员，中国妇幼保健协会儿童变态专委会呼吸学组组长、上海抗生素专业委员会委员，上海变态反应专委员会委员，中国医师协会儿科医师分会儿童过敏专业委员会委员等。具有多项国家级或科委课题主持和参与经验，近年发表论文50余篇，其中SCI收录16篇，牵头和参与了《儿童呼吸道过敏性疾病医疗装置临床实践专家共识（2022年）》《中国儿童咳嗽诊断与治疗临床实践指南（2021版）》《儿童呼吸系统疾病雾化治疗合理应用专家共识》等多项全国性指南和专家共识的制定。

# "健康中国·家有名医" 丛书编委会

**丛书总策划:**

王　韬　　上海市同济医院急诊医学部兼创伤中心主任、
　　　　　主任医师、教授

**丛书副总策划:**

方秉华　　上海市公共卫生临床中心党委书记、主任医师、教授
唐　芹　　中华医学会科普专家委员会副秘书长、研究员

**丛书编委:**

马　骏　　上海市同仁医院院长、主任医师
卢　炜　　浙江传媒学院电视艺术学院常务副院长、党委副书记
冯　辉　　上海中医药大学附属光华医院副院长、主任医师
许方蕾　　上海市同济医院护理部主任、主任护师
李本乾　　上海交通大学媒体与传播学院院长、教育部"长江学者"
　　　　　特聘教授
李江英　　上海市红十字会副会长
李春波　　上海交通大学医学院附属精神卫生中心副院长
　　　　　上海交通大学心理与行为科学研究院副院长、主任医师
吴晓东　　上海市医疗急救中心党委书记
汪　妍　　上海电力医院副院长、主任医师
汪　胜　　杭州师范大学护理学院党总支书记兼副院长、副教授
宋国明　　上海市第一人民医院党委副书记、纪委书记、副研究员
张春芳　　上海市浦东新区医疗急救中心副主任
张雯静　　上海市中医医院党委副书记、主任医师

苑　杰　　华北理工大学冀唐学院院长、主任医师、教授

罗　力　　复旦大学公共卫生学院党委书记、教授

周行涛　　复旦大学附属眼耳鼻喉科医院院长、主任医师、教授

唐　琼　　上海市计划生育协会专职副会长

陶敏芳　　上海市第八人民医院院长、主任医师、教授

桑　红　　长春市第六医院主任医师、教授

薄禄龙　　海军军医大学第一附属医院麻醉科副主任、副主任医师、副教授

# 本书编委名单

**主　编:**

董晓艳(上海市儿童医院,上海交通大学医学院附属儿童医院)

**副主编:**

艾　涛(成都妇女儿童医院)

邹映雪(天津市儿童医院)

张海邻(温州育英儿童医院)

**主　审:**

陆　权(上海市儿童医院,上海交通大学医学院附属儿童医院)

洪建国(上海市第一人民医院)

**编　委(按姓氏笔画排序):**

王宇清(苏州大学附属儿童医院)

王　超(上海市儿童医院,上海交通大学医学院附属儿童医院)

尹冰如(秘书)(上海市儿童医院,上海交通大学医学院附属儿童医院)

田　曼(南京医科大学附属儿童医院)

田　园(上海市儿童医院,上海交通大学医学院附属儿童医院)

田小银(重庆医科大学附属儿童医院)

付红敏(昆明医科大学附属昆明儿童医院)

刘　峰(南京医科大学附属儿童医院)

乔　彤(上海市儿童医院,上海交通大学医学院附属儿童医院)

孙　超(上海市儿童医院,上海交通大学医学院附属儿童医院)

朱思宇(上海市儿童医院,上海交通大学医学院附属儿童医院)

陈津津(上海市儿童医院,上海交通大学医学院附属儿童医院)

陈莉娜(华西医科大学附属二院妇儿医院)

陆爱珍(复旦大学附属儿科医院)

陆　敏(原上海市儿童医院,上海交通大学医学院附属儿童医院)

陆小霞(武汉儿童医院)

李飞蝶(上海市儿童医院,上海交通大学医学院附属儿童医院)

李沁原(重庆医科大学附属儿童医院)

李媛媛(重庆医科大学附属儿童医院)

肖艳赏(上海市儿童医院,上海交通大学医学院附属儿童医院)

吴蓓蓉(上海市儿童医院,上海交通大学医学院附属儿童医院)

张光莉(重庆医科大学附属儿童医院)

张建华(上海交通大学附属新华医院)

张园园(浙江医科大学附属儿童医院)

罗征秀(重庆医科大学附属儿童医院)

孟超越(上海市儿童医院,上海交通大学医学院附属儿童医院)

胡祎静(上海市儿童医院,上海交通大学医学院附属儿童医院)

顾浩翔(上海市儿童医院,上海交通大学医学院附属儿童医院)

钱秋芳(上海市儿童医院,上海交通大学医学院附属儿童医院)

徐宏鸣(上海市儿童医院,上海交通大学医学院附属儿童医院)

殷　勇(上海交通大学附属儿童医学中心)

黄懿洁(成都妇女儿童医院)

蒋　鲲(上海市儿童医院,上海交通大学医学院附属儿童医院)

韩玉玲(山东大学齐鲁儿童医院)

韩志英(山西省儿童医院)

景晓平(上海市儿童医院,上海交通大学医学院附属儿童医院)

# 总　序

近日，中共中央办公厅、国务院办公厅印发了《关于新时代进一步加强科学技术普及工作的意见》，从加强科普能力建设、促进科普与科技创新协同发展等七个方面着重强调了科普是国家和社会普及科学技术知识、弘扬科学精神、传播科学思想、倡导科学方法的活动，是实现创新发展的重要基础性工作。这是对新时代科普工作提出新的明确要求，是推动新时代科普创新发展的重大契机。为响应号召，推进完成在科普发展导向上强化战略使命、发挥科技创新对科普工作的引领作用、发挥科普对于科技成果转化的促进作用的三大重要科普任务；促进我国科普事业蓬勃发展，营造热爱科学、崇尚创新的社会氛围，构建人类命运共同体，上海科学技术文献出版社特此策划推出"健康中国·家有名医丛书"。

健康是人最宝贵的财富，然而疾病是其绕不开的话题。随着社会发展，在人们物质水平提高的同时，这让更多人认识到健康的重要性，激发了全社会健康意识的觉醒。对健康的追求也有着更高的目标，不再局限于简单的治已病，而是更注重"未病先防、既病防变、愈后防复"。多方面的因素使得全民健康成为"热门"话题。

现代社会快节奏和高强度的生活方式，使我们常常处于亚健康状态。美食诱惑、运动不足、嗜好烟酒，往往导致肥胖，诱发高血压、高血脂、高血糖、高尿酸乃至冠心病、脑卒中，甚至损伤肺功能，造成肾功能衰退，而久病卧床又会造成肺炎、压疮、下肢血管栓塞等衍生疾病……凡此种种，严重影响人们的健康生活。

"经济要发展，健康要上去"，是每个老百姓的追求。"健康中

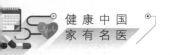

国"不是一个口号，也不是一串数字。人民健康是民族昌盛和国家富强的重要标志，健康是人们最具普遍意义的美好生活需要。该丛书遴选临床常见病、多发病，为广大读者提供一套随时可以查阅的医学科普读物。

这套丛书，为广大读者提供一份随时可以查阅的医学手册，帮助读者了解与疾病预防治疗相关的各类知识，探索疾病发生发展的脉络，为找寻最合适的治疗方法提供参考。为全社会健康保驾护航，让大众更加关注基础疾病的治疗，提高机体免疫力。在为患者答疑解惑的同时，也传递了重要的健康理念。

本丛书秉承上海科学技术文献出版社曾经出版的"挂号费"丛书理念，作为医学科普读物，为广大读者详细介绍了各类常见疾病发病情况，疾病的预防、治疗，生活中的饮食、调养，疾病之间的关系，治疗的误区，患者的日常注意事项等。其内容新颖、系统、实用，适合患者、患者家属及广大群众阅读，对医生临床实践也具有一定的参考价值。本丛书版式活泼大气、文字舒展，采用一问一答的形式，逻辑严密、条理清晰、方便阅读，便于读者理解；行文深入浅出，对晦涩难懂的术语采用通俗表达，降低阅读门槛，方便读者获取有效信息，是可以反复阅读、随时查询的家庭读物，宛若一位指掌可取的"家庭医生"。

本丛书诚邀上海各三甲医院专科医生担任主编撰稿，每册书十万余字，一病一书，精选最为常见和患者最为关心的内容，删繁就简，避免连篇累牍又突出重点。本套"健康中国·家有名医"丛书在2020年出版了第一辑21册，现在第二辑27册也顺利与广大读者见面了。

这是一份送给社会和大众的健康礼物，看到丛书出版，我甚是欣慰。衷心盼望丛书可以让大众更了解疾病、更重视健康、更懂得未病先防，为健康中国事业添砖加瓦。

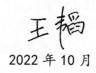

2022 年 10 月

# 序

　　众所周知,哮喘病是儿童时期最常见的慢性气道疾病。近20年来儿童哮喘患病率持续上升,我国儿童哮喘的总体控制水平并不理想,将近三分之一的哮喘儿童未得到及时诊断,约五分之一的哮喘儿童未得到良好控制,这其中固然有医生水平参差不齐的原因,但是哮喘儿童家长对疾病认识不足也是造成哮喘病漏诊和控制不佳的重要因素。哮喘病情持续,反复发作,影响儿童身心健康,并对家庭造成精神压力和经济负担。如何做好哮喘病的自我管理,达到哮喘的良好控制,始终是医务人员、患儿及家长共同努力的目标。

　　上海交通大学医学院附属儿童医院呼吸科董晓艳教授精心组织中国妇幼保健协会儿童变态反应专业委员会呼吸病学组成员为主体、全国儿童呼吸领域部分专家撰写的科普书籍——《儿童哮喘诊断与治疗》终于出版。在此我由衷地表示祝贺,更是感谢参与本书撰写和审核的各位专家在百忙之中能心系服务儿童健康之天职、用尽可能通俗语言写好这本科普书籍。该书的及时出版将给患儿及家长带来最新的哮喘知识,更可能使儿童哮喘的防治达到医生—患者间沟通和合作的愿景,为合理诊治提供重要的基石,最终也必将为儿童健康带来福音。

　　该书尝试以患儿及家长为本,从儿童呼吸道解剖结构和生

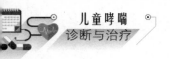
理功能入手,将众多有关哮喘的疑问,如什么是哮喘病、哮喘是如何发生的、其诱发因素、不治疗有什么危害、哮喘病会遗传吗、如何判断和分期、如何检查、如何治疗和护理、如何预防过敏原以及哮喘病的健康教育和管理等众多问题做了深入浅出的描述,这必将提升对哮喘病的认识,提高哮喘治疗的依从性。

儿童的健康成长事关祖国未来,哮喘病的防治需要一个长期、持续、规范和个体化的过程,希望借此科普书籍架起医生和哮喘儿童及家长之间的桥梁,为哮喘儿童的健康成长保驾护航。

陆　权
2022 年 10 月

# 目　录

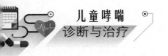

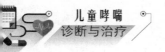

# 儿童呼吸系统结构及生理

## 儿童呼吸道由哪些部分组成？

呼吸系统以环状软骨下缘为界分为上、下呼吸道。上呼吸道包括鼻、鼻窦、咽、咽鼓管、会厌及喉；下呼吸道包括气管、支气管、毛细支气管、呼吸性细支气管、肺泡管及肺泡。

### 1. 上呼吸道

鼻，呼吸道的起点。当我们呼吸时，鼻毛可以净化吸入的空气并调节其温度和湿度，婴幼儿没有鼻毛，鼻黏膜柔软且富有血管，容易受感染。感染时由于鼻腔黏膜充血肿胀，常常会造成鼻塞，导致呼吸困难或张口呼吸。鼻腔的顶壁骨板壁薄而脆，感染的病毒或细菌可由此传入颅内，是最重要的危险区。

鼻窦，在出生时就存在，系鼻腔周围与鼻腔相通的含气骨腔，鼻窦和鼻腔在发声时起共鸣作用。其内表面有黏膜覆盖，由于鼻窦黏膜与鼻腔黏膜相连续，因此急性鼻炎常累及鼻窦，造成鼻窦炎。新生儿上额窦和筛窦都极小，2岁以后迅速增大，至12岁才充分发育，额窦和蝶窦分别在2岁及4岁时才出现，因此，婴幼儿较少发生鼻窦炎。

鼻分别通过鼻泪管、咽鼓管与眼、耳相通。婴幼儿鼻泪

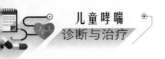
短,开口接近眼睛内眦部,而且瓣膜发育不全,鼻腔感染容易通过鼻泪管造成结膜炎。咽鼓管是连通耳朵鼓室和鼻咽部的一个管道,婴儿咽鼓管较宽,且直而短,所以鼻咽炎易致中耳炎。

扁桃体的黏膜内含有大量淋巴组织,是经常接触抗原引起局部免疫应答的部位,包括腭扁桃体和咽扁桃体,腭扁桃体1岁末才逐渐发育,4～10岁发育达高峰,14～15岁时逐渐退化,故扁桃体炎常见于年长儿,婴儿则少见。咽扁桃体又称腺样体,6个月已发育,严重腺样体肥大可造成鼻塞、张口呼吸、打鼾等症状,是儿童阻塞性睡眠呼吸暂停的重要原因。

喉部呈漏斗形,黏膜柔嫩而富有血管和淋巴组织,炎症时容易发生水肿,引起喉梗阻,造成声音嘶哑和吸气性呼吸困难。

2. 下呼吸道

婴幼儿的气管、支气管较成人短且狭窄,黏膜柔软,血管丰富,软骨柔软,缺乏弹力组织,气管、支气管的支持作用差,黏液腺分泌不足容易导致气道干燥,所以婴幼儿呼吸道纤毛运动和清除能力较差,容易发生呼吸道感染,而且一旦感染则易于发生充血、水肿,导致呼吸道不畅。左主支气管细长,由气管向侧方伸出,而右主支气管短而粗,为气管直接延伸,因此儿童呼吸道异物吸入时很容易进入右主支气管。

儿童的肺组织肺泡数量少且面积小,弹力组织发育较差,血管丰富,肺间质发育旺盛,造成肺含血量多而含气量少,为细菌提供了高营养的培养基,容易被感染。感染时会造成肺黏膜阻塞,引起间质炎症、肺气肿和肺不张等。

# 呼吸运动如何完成？

　　呼吸系统主要功能是从外界环境摄取机体新陈代谢所需要的氧，并向外界排出代谢所产生的二氧化碳。机体与外界环境之间的气体交换过程，称为呼吸。呼吸是机体维持正常代谢和生命活动所必需的基本功能之一。呼吸一旦停止，便意味着生命的终止。

　　人和高等动物的呼吸包括肺通气和肺换气两个过程。肺通气是整个呼吸过程的基础，而肺通气的动力来源于呼吸运动，因此，狭义的呼吸通常仅指呼吸运动。

　　呼吸运动是一种节律性的活动，由于呼吸肌的舒缩而造成胸腔有规律的扩大与缩小相交替的运动，促成肺与外界的气体交换。

　　参加呼吸运动的主要有膈肌、肋间外肌、肋间内肌和腹壁肌等呼吸肌。吸气时，膈肌与肋间外肌收缩，引起胸腔前后、左右及上下径均增大，胸腔容积随之扩大，形成主动的吸气运动。

　　当膈肌和肋间外肌松弛时，肋骨与胸骨因本身重力及弹性而回位，结果胸廓缩小，肺也随之回缩，形成被动的呼气运动。呼吸运动有胸式呼吸与腹式呼吸两种方式，前者以肋间肌活动为主，表现为胸壁的起伏；后者以膈肌活动为主，表现为腹壁的起伏。婴儿时胸廓活动范围小，呈腹式呼吸，2岁时小儿已会行

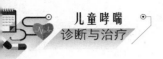
走,呼吸肌也随年龄而增强,出现胸腹式呼吸。

## 什么是肺通气和肺换气?

呼吸包括肺通气和肺换气两个过程,两者加在一起合称为外呼吸。

肺通气是肺与外界环境之间气体交换过程。取决于推动气体流动的动力和气体流动阻力的相互作用,动力必须克服阻力才能实现肺通气。

肺换气是指肺泡与肺毛细血管中血液之间的气体交换,影响交换的主要是气体分压差、呼吸膜厚度、面积以及通气/血流比值等,气体扩散距离、温度等也可影响肺换气.相对于肺毛细血管而言,肺泡中氧气含量高而二氧化碳含量低,由于存在分压差气体才能从分压高处向低处扩散。呼吸膜是指气体通过的肺泡—毛细血管膜,其厚度与气体扩散速率成反比,如肺纤维化、肺水肿时,呼吸膜的厚度加大,引起扩散速率的减慢。通气/血流比值是指每分钟肺泡通气量和每分钟肺血流量的比值,正常成年人为0.84,这个比值是指全肺平均水平,因为肺泡通气量与血流量是不均匀的,各个部位的比值各不相同。如果增多意味着通气过度,血流相对不足,部分肺泡气体未能与血流气体进行充分交换,指肺泡无效腔增大。反之减小说明通气不足,血流相对过多,血流中的气体未能得到充分更新,犹如发生了功能性动—静脉短路。在肺气肿患儿,由于许多支气管阻塞和肺泡壁破坏,比值增大或减小都可能发生,致使肺换气效率受到极大影响。它可作为衡量肺换气功能的指标。

## 儿童呼吸道的防御功能有哪些?

呼吸系统是人体与外环境接触最广泛的气体交换场所。人类在正常活动中,每天要吸入与呼出空气 9 000～10 000 升。空气中含有各种微生物、尘埃、过敏原、有毒气体等。为了对抗致病微生物的有害作用,保证肺脏正常气体交换功能的完成,整个呼吸系统有着复杂而完善的防御系统。其防御系统分为非免疫性防御功能及免疫性防御功能。

1. 什么是呼吸道的非免疫性防御功能?

(1)呼吸道纤毛黏液系统的清除异物功能:从气管到终末细支气管的黏膜上皮,覆盖着假复层柱状纤毛上皮细胞,纤毛像毛刷一样,有清洁呼吸道的功能,以排除支气管内的分泌物或异物。

(2)呼吸道分泌功能:气管、支气管的黏膜下层为疏松结缔组织、内有黏液腺,分泌黏液和浆液以保持黏膜表面湿润,使吸入的细菌、尘埃微粒黏附于黏膜上,再经纤毛运动和咳嗽动作将其排出。

(3)保持呼吸道通畅的功能:气管、支气管外膜中含有马蹄形软骨,可作为支气管的支架,以保持呼吸时气道通畅。

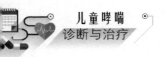

非特异性免疫功能当病原体进入呼吸道冲破黏膜纤毛的防御并在黏膜上生长繁殖时,呼吸道能迅速做出非特异性防御反应。其中起重要作用者有补体系统、中性粒细胞和肺泡巨噬细胞等。此外溶菌酶、乳铁蛋白、干扰素及蛋白分解抑制酶等,也是呼吸道的非特异性防御因素。

2. 什么是呼吸道的免疫防御功能?

呼吸道的特异性免疫反应是由抗体(IgA、IgG、IgM)和免疫淋巴细胞(T淋巴细胞、B淋巴细胞等)所介导。产生抗体的场所,现认为是与支气管相连的淋巴组织(Bronchus Associated Lymphoid Tissue, BALT)。BALT中含有产生IgA细胞的前体细胞,当BALT的淋巴细胞到达支气管腔或固有层时,即成为产生IgA的浆细胞,参与黏膜的局部免疫反应。在支气管分泌液中能检出各种免疫球蛋白。从浓度和功能上看分泌型IgA(sIgA)是呼吸道局部抗感染的最重要的抗体。sIgA具有凝集抗原作用,再借助于呼吸道黏液纤毛系统,可不断地将抗原排出体外。母乳特别是初乳中含有丰富的sIgA,坚持母乳喂养有助于预防呼吸道疾病。IgG是下呼吸道的主要抗体,对吸入下呼吸道中的病原体的清除作用很重要,如果抗原进入黏膜引起黏膜炎症反应,血清中的IgG渗出,可加强局部IgG的合成,起到气道防御作用。IgM大部分在血管内,弥散到呼吸道分泌物中很少。sIgA缺乏的人IgM含量代偿地增多。

呼吸道的细胞免疫目前所知尚少,支气管壁有许多淋巴组织,在抗原的刺激下,T淋巴细胞被致敏,释放出淋巴因子,并激活吞噬细胞而引起的免疫应答作用。

从出生时开始,肺脏就能迅速清除胚胎肺内的液体而进行正常呼吸。出生后,凡侵入气管、支气管、肺泡中的内源性或外源性抗原物质都能加以清除,保证气体交换。这些都是由呼吸道的正常解剖生理功能和免疫功能共同完成的。这些功能随着小儿发育也在不断地完善。

# 儿童哮喘的基本知识

## 什么是儿童哮喘？

对于做父母的来说，没有什么比孩子的健康更重要的，但现在患有儿童哮喘病的孩子越来越多，发病年龄也越来越小。2010年全国第三次儿童哮喘的流行学调查表明0～14岁城市儿童的哮喘两年现患率平均为2.32%，累计患病率平均为3.02%，近年个别城市的调查患病率已接近10%。儿童哮喘是一种儿童常见的慢性呼吸道疾病，尤其是冬天气候寒冷，空气质量不是那么好，很容易让哮喘儿童出现症状的反复，那么到底什么是儿童哮喘呢？

通俗来说，哮喘本质就是气道的慢性炎症，当孩子接触物理、化学、生物等刺激因素时表现为反复喘息、咳嗽、气促、胸闷等症状，常在夜间和(或)清晨发作或加剧，多数患儿可经治疗缓解或自行缓解。这个炎症是持续存在的，即使症状不明显，炎症仍然存在，因而需要长期治疗。

但是家长往往无法判断孩子到底是哮喘还是感冒，儿童感冒和哮喘有密切的关系。感冒可以诱发哮喘急性发作，同时哮喘患儿容易反复感冒。但是哮喘和感冒不是同一种疾病。感冒是各种病原(主要是病毒)引起的急性上呼吸道感染，表现为鼻塞、流涕、喷嚏、干咳、咽部不适和咽痛等，同时多伴全身症状如发热、头痛、全身不适等。哮喘表现为反复发作性咳嗽、喘息、呼吸困难、胸闷等症状，其急性发作多由感冒或其他诱因所致。

儿童哮喘有着自愈倾向，能随着年龄增长，症状得到控制而缓解。就是因为有着这样的性质，许多家长认为儿童哮喘能自愈，并不重视儿童哮喘的治疗。虽然部分儿童哮喘有自愈倾向，但是有一部分患儿最终会发展为成人哮喘。儿童时期的支气管哮喘，有部分孩子到了青春期，因免疫系统发育完善，哮喘的症状会得到了缓解，还有一部分患儿因为哮喘的反复发作，影响儿童的身心健康，造成缺课、学习成绩下降、活动能力受限、生活质量下降、家长缺勤和医疗负担明显增加，甚至对肺功能造成了不良的影响，最终导致发展为成人哮喘，需要长期的治疗和护理。

## 哮喘是如何发生的？

支气管哮喘是由多种细胞和细胞组分参与的气道慢性炎症性疾病。这种慢性炎症与气道高反应性相关，通常出现广泛多变的可逆性气流受限，并引起反复发作性的喘息、气急、胸闷或咳嗽等症状，在夜间和（或）清晨发作、加剧，多数患儿可自行缓解或经治疗缓解。

哮喘的病因还不十分清楚，同时受遗传因素和环境因素的双重影响。遗传因素方面，很多研究表明，哮喘患儿亲属患病率

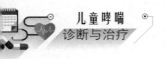
高于群体患病率,亲缘关系越近,患病率越高;患儿病情越严重,其亲属患病率也越高。在环境因素方面,常见的诱发因素包括:①各种吸入物:如尘螨、花粉、真菌、动物毛屑、二氧化硫、氨气等;②感染:细菌、病毒、原虫、寄生虫等;③食物:鱼、虾、蟹、蛋类、牛奶等;④药物:普萘洛尔(心得安)、阿司匹林等;⑤其他:气候变化、运动等。

在病理生理层面上,哮喘的发病原因可概括为免疫—炎症反应、神经机制和气道高反应性及其相互作用三个方面。目前普遍认为气道炎症是导致气道高反应性的重要机制之一。

气道炎症除可以直接造成气道上皮的炎性损伤,还可通过嗜酸粒细胞激活释放主要碱性蛋白等上皮毒性物质间接损伤气道上皮组织。气道炎症引起黏膜水肿渗出增多,导致气道狭窄以及由狭窄造成的涡流,使吸入的刺激物更易沉积在气道内。在气道上皮层受损的情况下,肥大细胞脱颗粒释放的芳香硫酸脂酶、透明质酸酶等活性酶可破坏结缔组织层,使刺激物很容易接近气道平滑肌上的受体,从而导致气道高反应性。变应原诱发的气道炎症中,肥大细胞、嗜酸粒细胞、巨噬细胞被激活并通过细胞膜磷脂的代谢而释放的各种炎性介质也可导致气道反应性增高。而在气道高反应性的发生过程中,植物神经系统的调节同样起了重要作用。其中 β 肾上腺素能神经系统、α-肾上腺素能神经系统、胆碱能神经系统、非肾上腺素能非胆碱能神经系统均参与气道高反应性的调节。支气管平滑肌本身的异常如平滑肌细胞敏感性增强,平滑肌细胞的增生与肥大、气道的重塑等也可能在气道高反应性的发生起一定作用。

**1. 男女性别有差异吗？**

在哮喘人群中可以观察到存在一定的性别差异，儿童时期通常以男孩为主，而在青春期儿童中表现得最为明显，但是目前原因尚未明确。

**2. 是否具有特应性疾病史？**

现已有大量研究证明，过敏性疾病与哮喘的发生、严重程度和持续性相关。对食物过敏、存在特应性皮炎、变态反应性鼻炎等常常提示患儿为特应性体质，这部分儿童在后期发生哮喘的风险明显升高。例如，约80%存在特应性皮炎的儿童在童年期后期发生哮喘和/或变态反应性鼻炎。大约30%存在食物过敏的儿童有哮喘和呼吸系统变态反应，而无食物过敏的儿童中这一比例仅为10%。

**3. 是否具有哮喘或其他特应性疾病家族史？**

虽然目前遗传学因素对哮喘发生的影响尚未完全明确，但是具有哮喘或其他特应性疾病，如变态反应性鼻炎、特应性皮炎或食物过敏的家族史会增加发生儿童哮喘的风险。若父母双方或者一方患有哮喘或者其他诸如变态反应性鼻炎等特应性疾病，其子女发生哮喘的风险也明显高于父母双方不具有相关病史的儿童。

**4. 是否有早期呼吸道感染？**

目前的研究结果已经证实，呼吸道病毒和细菌感染是儿童

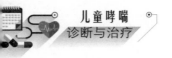

哮喘发作非常重要的诱发因素。感染对哮喘的影响可能取决于特定感染类型和感染次数、遗传易感性及其他因素,例如年龄、特应性状态和个体的微生物组学。

婴儿期病毒性呼吸道感染,尤其是呼吸道合胞病毒(RSV)感染和人鼻病毒(HRV)感染,可预测儿童期晚期至成年早期的哮喘发生,但其因果关系尚未得到证实。而其他一些微生物,诸如:人类偏肺病毒(hMPV)、流感病毒、肺炎支原体(MP)等也有研究证实其早期感染与患儿以后发生哮喘有关。

5. 生存环境是否有空气污染?

(1) 室外污染

越来越多的证据表明,早期暴露于空气污染会增加发生儿童哮喘的风险,并且可能与特定污染物有关,如二氧化氮($NO_2$)、一氧化碳(CO)、二氧化硫($SO_2$)和细颗粒物。若居住环境靠近主干道附近,即使交通相关污染的水平相对较低,也会增加儿童早期发生哮喘的风险。

(2) 室内污染

室内污染主要包括使用燃气灶具和室内明火的燃烧物(如$NO_2$颗粒)、烟草燃烧产生的烟雾,以及挥发性的有机物(如甲醛)。许多研究表明,二手烟暴露与哮喘发生有关,其中母亲吸烟是二手烟暴露最重要的病因。一项横断面研究显示,吸烟母亲的儿童罹患哮喘的风险显著高于母亲不吸烟的儿童。同时,需要注意的是,学校室内空气质量差也与哮喘的患病率增加有关。

## 哮喘为何常夜间发作？

哮喘有夜间加重或急性发作的特点,对大多数哮喘患儿来说,哮喘在夜间更严重的确切原因尚不完全清楚,但是也有研究发现以下几个因素似乎与哮喘夜间加重有一定关系。

哮喘在夜间可能会更严重,原因有以下几点:①睡眠姿势:睡觉平躺的时候,鼻窦里的黏液会滴流到咽喉部,引发咳嗽。再者睡眠平躺时由于重力作用使得肺部和胸部压力增加,可能会引起哮喘患儿呼吸短促;②激素水平的变化:激素能影响睡眠周期,而睡眠时各种激素也会发生变化。睡眠中肾上腺素水平会自然下降,而组胺在夜间会增加,两者的水平变化均可导致气道痉挛而导致哮喘发作;③迷走神经亢进:人在睡眠状态时,迷走神经兴奋,作用于支气管平滑肌,引起支气管哮喘;④过敏原暴露:常见的诱发哮喘急性发作的室内过敏原为尘螨,卧室里、床铺上的尘螨含量非常高,睡眠中跟尘螨亲密接触易诱发哮喘发作;⑤温度变化:卧室的温度变化会使哮喘症状恶化,哮喘患儿气道敏感性高,如果在室内太热或太冷的情况下睡觉,温差的变化可引发气道分泌物增多或气道痉挛,导致哮喘发作。

## 哮喘有何危害？

哮喘是儿童期最常见的慢性呼吸系统疾病,近30年来,哮喘

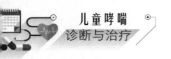
的反复发作及哮喘相关的死亡事件给个人、家庭和社会带来了沉重的疾病负担。

1. 个人危害

儿童哮喘急性发作常见症状包括咳嗽、喘息、气促、胸闷等，哮喘发作时因呼气受阻，可有不同程度气短，严重者无法平卧，表现为强迫端坐呼吸，全身大汗淋漓，甚至不能讲话。由于缺氧、摄食不足、大量出汗等原因，可导致水、电解质和酸碱平衡失调。脱水可增加呼吸道分泌物的黏稠度，形成痰栓，从而进一步阻塞气道，严重者可出现乏力、焦虑、烦躁或恐惧，甚至出现意识模糊、嗜睡、昏迷。一旦出现呼吸衰竭，患儿会严重缺氧，危及生命。

运动可以诱发支气管收缩，一部分哮喘儿童运动时会出现喘息、气促、胸闷等呼吸道症状，因此哮喘儿童从事运动的积极性会受到影响，会不自觉地降低日常运动量。尽管确切患病率尚不清楚，但运动确实是哮喘发作常见的诱发因素之一。研究表明适当的运动对哮喘儿童有益，包括改善哮喘儿童的心肺耐力、肺功能、气道高反应、哮喘症状和生活质量等。如果哮喘未能得到及时诊断和有效控制，儿童的运动能力会受到不同程度的影响，最终导致哮喘儿童的身体素质更差，影响哮喘治疗效果，生活质量进一步下降，形成恶性循环。

哮喘是儿童最常见的慢性疾病之一，由于其反复发作、慢性病程、长期治疗、间断住院等因素，学龄儿童会出现不同程度的缺课，久而久之还可导致儿童学习成绩下降、注意力缺陷。同时，部分儿童的情绪和心理状态也会受到影响，会形成孤僻、急躁等不良性格。

此外,哮喘得不到有效控制会损害儿童肺功能,幼年的肺功能损害将影响学龄期儿童甚至成人,研究显示儿童期哮喘是成人慢性气道阻塞性肺疾病的危险因素之一。

2. 家庭危害

哮喘急性发作或病情难以控制的儿童可能需要住院治疗。哮喘儿童住院可导致治疗费用增加、家长缺工缺席等问题,部分儿童反复入院会增加家庭的经济负担,影响家长的生活质量。研究显示部分哮喘儿童的家长存在不同程度的心理及行为问题,可表现为抑郁、焦虑、过度担忧、过度保护等,部分家长对哮喘缺乏正确的认识,会对治疗前景失去信心,对疾病产生消极的心理反应。此外,家长心理状态的变化也会影响哮喘儿童用药的依从性,进而影响哮喘控制水平。

3. 社会危害

随着城市化进程的不断加速,支气管哮喘等过敏性疾病的发病率大幅增加,已经成为影响人类健康的主要疾病之一。支气管哮喘如果得不到有效控制,会明显增加各级政府的医疗保健系统的负担,包括医疗费用支出增加、医疗资源配置增加、药物消耗增加等。

## 哮喘会遗传吗?

哮喘具有遗传倾向,早在 1650 年,就有学者发现哮喘有家族

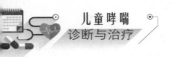

聚集现象。目前认为,哮喘是一种免疫机制参与的慢性气道炎症性疾病,与患儿的特应质有关。特应质俗称"过敏体质",指一种容易发生特应性皮炎、鼻炎及哮喘等过敏性疾病的遗传倾向。特应质人群具有对螨虫、花粉、食物等常见环境变应原产生特异性免疫球蛋白的能力。大量文献证明特应性皮炎、鼻炎及哮喘之间有密切的联系。特应性皮炎和鼻炎常伴随或先于哮喘出现,是发展成哮喘的危险因素。过敏症状并非相互独立存在,常以特应性皮炎作为首发疾病,呈现"皮肤—消化道—呼吸道"致敏为特点的过敏进程,具体表现为婴幼儿期的湿疹、食物过敏,年长后逐渐出现过敏性鼻炎、过敏性哮喘等表现。

研究发现,父母一方有哮喘的儿童患哮喘的概率为 40%,患病率较其他儿童高 2～5 倍;父母双方均患有哮喘的儿童,哮喘患病率约为 60%;同卵双生的双胎儿童共同发生哮喘的概率高于异卵双生的双胎儿童。哮喘是多基因遗传病,目前已陆续发现了数百个哮喘易感基因,这些基因分别与特应性、气道高反应性、炎症反应轻重程度等相关。

具有特应质体质的儿童不一定表现出过敏性疾病,也不是所有具有哮喘遗传因素者都会发生哮喘,即使发生也不一定在出生后即发病。包括哮喘在内的过敏性疾病发病还和环境因素密切相关。2020 年全球哮喘防治创议(Global Initiative for Asthma, GINA)指出空气污染与全球 13% 的儿童哮喘发生有关。此外,当患儿不恰当的接受抗菌药物治疗、剖宫产、非母乳喂养和烟草暴露等因素均会影响哮喘的发病。

哮喘的发病机制复杂,遗传和环境因素均会影响哮喘发病。相信随着生物学、免疫学、遗传学以及表观遗传学等的进展,在不久的将来,人们对哮喘发病机制的研究将会有更大的突破。

## 为什么提倡儿童哮喘早防早治?

哮喘的早期预防和治疗非常重要。WHO(世界卫生组织)1998 年 12 月 11 日提出了开展"世界防治哮喘日"活动,自 2000 年开始,将每年 5 月的第一个周二定为"世界防治哮喘日",而哮喘防治的重点人群就是儿童。很多家长对哮喘认识不足,在早期出现症状时并没有引起足够重视,直至病情严重,才到医院就诊,错失了最佳的治疗时机,增加了治疗难度。因此,儿童哮喘早期防范和治疗就显得尤为重要。

2021 年世界哮喘日的主题是"揭示哮喘的错误观念(Uncovering Asthma Misconceptions)",目的在于呼吁人们采取行动,解决关于哮喘普遍存在的"误解",其中一个比较常见的错误观念是:哮喘是一种儿童疾病,随着年龄的增长,人们就会摆脱哮喘。而真相是什么呢? 其实,哮喘可发生在任何年龄(儿童、青少年、成年人和老年人),而 36.3% 的成年哮喘起病于儿童时期。哮喘以儿童时期起病为多,4 岁以前起病者占 46.6%, 10 岁以前起病者达 67.7%。同时,哮喘的疗效及预后与接受哮喘规范治疗时的病情和病程长短密切相关,早期治疗可避免不可逆气道阻塞的发生,利于肺功能恢复,从而增加完全缓解的机会。因

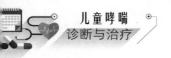

此，要降低成人哮喘的患病率，从根本上改善哮喘的总体预后，必须从儿童期抓起。

"2030 全球可持续发展目标"中指出，到 2030 年，要通过预防和治疗方法，使非传染性疾病的过早死亡率较 2015 年降低三分之一，"预防哮喘所致的死亡"也是努力的目标之一。哮喘发病原因复杂，发病机制尚未完全阐明，目前尚无完全根治的方法。从医学专业角度讲，成人哮喘尚无法治愈，更不可能自愈。但儿童哮喘则不然，随着年龄增长，儿童气道逐渐发育成熟和完善，部分哮喘儿童到青春期后，即使有轻微的气道炎症，也不再容易引起哮喘发作，可表现为自然缓解。哮喘儿童在青春期自然缓解的比例可达 60％以上，因此要通过有效的哮喘防治教育与管理，建立医患之间的伙伴关系，切实执行儿童哮喘行动计划，早防早治才能使哮喘儿童的肺功能不受损害，实现哮喘临床长期控制不复发的目标。

根据世界卫生组织的定义，可以将疾病干预分为三级：一级预防指消除一切尚未导致疾病发生的高危因素，对于哮喘来说，就是尽量避免儿童过敏的发生；二级预防是在发生过敏性疾病状态后尽早进行诊断和治疗，以防止其进一步发展成为哮喘；三级预防则是哮喘确诊后通过规范治疗，将哮喘的危害降至最低限度，防止不可逆性病理变化的发生。目前对儿童哮喘的预防基本处在二、三级水平，几乎所有哮喘药物治疗都针对疾病发生后的处理，并不能完全改变疾病的自然病程。因此，要特别关注哮喘的一级预防，比如减少抗菌药物的过度使用、提倡自然分娩和母乳喂养等，这样才有可能减少过敏的发生。

# 儿童哮喘的诱发因素

## 居住环境和哮喘发病有关吗？

哮喘患儿气道敏感，当受到某些物质刺激时，气道会肿胀、变窄、产生大量黏液，出现哮喘发作，表现为咳嗽、气喘、呼吸困难，严重可致死亡。人们大部分时间都在室内活动，室内有很多物质都可能引发哮喘。因此找出居住环境中可能诱导哮喘发作的因素并学习如何控制他们十分重要。

## 居住环境中哪些物质会引起哮喘发病？

居住环境中常见的哮喘诱发物包括过敏原和污染物暴露。室内的过敏原主要包括尘螨、宠物皮屑、蟑螂或其他害虫、霉菌、细菌等生物。这些物质都是小颗粒，可以通过空气传播，因此很容易被患儿吸入。污染物暴露包括有害气体和颗粒物，对呼吸道黏膜有刺激和损伤作用。室内的刺激物主要包括香烟烟雾、二氧化氮、灰尘和化学气体等。本节介绍几种常见过敏原及污染物对哮喘的影响。

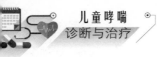
### 1. 香烟烟雾

香烟中含有大量的有害物质,无论主动吸烟还是被动吸烟,都会对哮喘患者的病情产生不良影响。如果长时间暴露在烟雾环境中,患儿会反复出现症状,需要更多的药物来控制哮喘,并出现肺功能损害。儿童处于生长发育阶段,免疫系统还不成熟,当暴露在烟雾环境中,更易出现肺部感染、气喘、咳嗽等症状,随年龄增长,他们也更有可能患上哮喘。吸烟对未出生的婴儿也是一个危险因素,故对孕妇而言,应避免吸烟或待在吸烟环境里。

### 2. 尘螨

尘螨非常细小,喜欢藏匿于床垫、枕头、地毯、纺织物、床单、衣物及毛绒玩具中。大量研究表明尘螨是诱发哮喘的重要变应原,与哮喘有关的尘螨包括屋尘螨和粉尘螨等。接触尘螨后,对尘螨过敏的婴幼儿常常出现鼻痒、喷嚏、流清涕、揉眼睛、揉鼻子等症状,甚至出现咳嗽、喘息。年长儿起病往往较突然,常以阵咳开始,继而出现喘息、呼吸困难等。

### 3. 霉菌

霉菌是一种真菌,喜欢在温暖潮湿环境中生长。如果家里有霉菌,你可能会在墙壁、天花板或瓷砖上看到模糊的黑色、白色或绿色斑块,闻起来有潮湿和发霉的味道。霉菌在浴室或厨房等潮湿的地方最常见。霉菌孢子、霉菌毒素和其他成分会引发呼吸道刺激,诱导哮喘发生。婴幼儿和老人更容易受到霉菌影响。

### 4. 宠物

宠物毛发、皮屑、唾液、排泄物,甚至鸟类羽毛中的细微颗粒都会引发哮喘。接触或吸入这些过敏原会导致哮喘患儿免疫系统过度反应,导致哮喘症状恶化。很多宠物都会引发哮喘发作,包括猫、狗、马,兔子、仓鼠、老鼠、沙鼠和鸟类,患儿可能只对一种或多种宠物过敏。宠物过敏在任何阶段都可能发生,即使小时候养过宠物,没有任何反应,以后也有可能对同一种动物过敏。

5. 蟑螂和其他害虫

蟑螂等害虫的排泄物和尸体是过敏原的来源。蟑螂的过敏原存在于室内的灰尘中,可以通过空气传播。研究表明,蟑螂过敏原浓度越高,儿童出现的哮喘症状就越多。

## 如何减轻居住环境对哮喘的影响?

1. 避免在室内吸烟减少香烟烟雾暴露。

2. 清除和预防尘螨

(1) 用55 ℃及以上的热水清洗被单和毛毯并定期更换床单被褥;

(2) 选择可以清洗的毛绒玩具,经常用热水清洗,并将其吹干;不将毛绒玩具放在床上;

(3) 把床垫和枕头用防尘罩(过敏物质不能渗透的)包住,或用防螨床垫和枕头;

(4) 每周用吸尘器吸尘,清除杂物;

(5) 尽可能移除地毯,挂毯;经常清洁窗帘。

3. 清除霉菌

(1) 清洗有霉菌的物品并彻底吹干,更换附有霉菌的天花

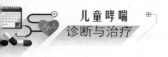

板、瓷砖和地毯；

（2）确保浴室、厨房和洗衣房等潮湿区域清洁并适当通风，以防止发霉；

（3）修理漏水的水管或者其他水源；

（4）当在厨房做饭或洗碗、浴室洗澡时，应该打开抽风扇或打开窗户；

（5）保持室内低潮湿度，最佳湿度是保持在30%～50%。在潮湿区域运行除湿器；尽量不要使用加湿器。

**4. 有宠物过敏的，需回避**

（1）将宠物放置于室外或是为宠物安排新的住处；

（2）不要让宠物进入哮喘患者卧室或经常活动的地方；

（3）使宠物远离纺织物、地毯和毛绒玩具。

**5. 清除蟑螂和其他害虫**

（1）不要放置食物或者垃圾在室外；

（2）将食物储存在密封容器里；

（3）及时处理残羹冷炙；

（4）使用杀虫液之前，先尝试用蟑螂毒药或是老鼠夹；

（5）如果使用杀虫液，要确保空气流通和哮喘患儿不在场。

## 二手烟会影响儿童哮喘吗？

**1. 什么是二手烟？**

"二手烟"是指非自愿吸取其他吸烟者喷吐的烟雾的行为，

又称"强迫吸烟"或"间接吸烟"。

### 2. 二手烟如何引起哮喘发生?

二手烟是儿童哮喘发生、严重程度增加的一个重要原因。二手烟暴露会使儿童更容易发生肺部感染,而婴幼儿时期呼吸道感染(如呼吸道合胞病毒)是引起儿童发生哮喘的重要原因之一。此外,香烟烟雾颗粒可引起免疫失常,促进过敏反应发生,诱发哮喘。而且,香烟烟雾颗粒还可与尘螨、花粉等呼吸道常见吸入性过敏原联合,放大机体过敏反应,促进哮喘发生、增加哮喘严重程度。

### 3. 二手烟对不同年龄儿童的影响

二手烟暴露可以追溯至胎儿期。母亲孕期吸烟/吸二手烟,循环中的尼古丁及其代谢物可通过胎盘进入胎儿循环,影响胎儿肺发育,增加儿童时期哮喘发生风险;甚至可降低儿童哮喘患儿对治疗药物的疗效,引起哮喘反复发作,上述情况可能在男孩中表现更为显著。

出生后,儿童的二手烟暴露则主要由家庭成员、看护人员吸烟引起。家庭成员吸烟者越多,儿童哮喘发生风险越高,哮喘严重程度越大,哮喘控制效果越差。儿童每天接受<10支香烟量的二手烟暴露,哮喘发生的可能性比没有接触二手烟的儿童增加25%;每天接触>10支,则风险会增加36%。

### 4. 电子烟烟雾会引起哮喘吗?

除传统香烟外,电子烟也会引起二手烟暴露,影响儿童生命健康。电子烟曾被称为传统香烟的"健康替代品",在人群中广泛流行。电子烟中尼古丁含量甚至高于传统香烟,其中的湿润

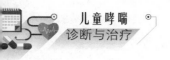

剂、香味添加剂也可以损害气道功能,引起呼吸道症状。电子烟引起的二手烟暴露对儿童哮喘的负面影响仍不容小觑。

5. 如何减少二手烟暴露?

吸烟者戒烟、避免在公共场合吸烟、避免在有儿童的室内吸烟,以减少儿童二手烟暴露。还可通过健康教育,增加哮喘健康相关知识,从家庭开始主动采取预防措施。

## 城市儿童更易得哮喘吗?

除遗传因素外,生活环境如早期呼吸道感染、过敏原、烟草烟雾暴露、空气污染、生活方式等也与哮喘发生密切相关。过敏原与空气污染物两者可相互影响,且空气污染物更易损伤年幼儿童。国外出生队列研究、GABRIEL 高级调查和部分横断面研究发现城市儿童哮喘患病率高于农村。因此,与乡村儿童相比,城市儿童更易罹患哮喘。

## 哪些因素引起城市儿童更易患哮喘?

### 1. 城市生活方式

与经典的"卫生假说"一样,研究发现生活在农庄、牧场等环境中,儿童哮喘发生率低,而高度工业化的生活生产方式哮喘患病率增高。亦有学者提出城市儿童哮喘发生与肥胖有关。

系列研究也提示对于微生物菌群与哮喘发生发展有着密切联系。

### 2. 空气中颗粒物 PM2.5

主要形成于化石燃烧(如煤、石油等)的过程,灰尘、烟煤、烟尘等为常见颗粒物的组成成分。粗大的颗粒物可穿透鼻黏膜到达支气管甚至肺部;细小或者超细颗粒,也就是 PM2.5 及以下的颗粒,可作为某些病毒、细菌及化学物质的载体,直接抵达细支气管、肺泡。国内外研究发现,儿童哮喘发病率随着 PM2.5 浓度增高而增加。

### 3. 交通相关空气污染

包括交通尾气(如 $NO_2$、$SO_2$ 等)、刹车片磨损和悬浮道路灰尘等,这些初排放物可致二次污染物如 $O_3$、硝酸盐以及有机气溶胶的生成,进一步损害人类呼吸系统,可致哮喘发生。研究表明城市由交通相关污染物所致的城市儿童发病率高于农村儿童,且靠近住宅区的儿童哮喘、过敏性疾病患病率更高。住在主干道附近的孩子哮喘患病概率远大于居住在非主干道的孩子,且与居住时间有正相关趋势。

# 情绪变化与儿童哮喘发作有关吗?

强烈的情绪变化、抑郁和压力是众所周知的哮喘诱因。有证据表明哮喘、焦虑和抑郁之间存在联系,尽管结果有时并不一致。焦虑和抑郁可能与哮喘控制不佳有关。引发哮喘症状

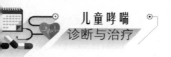

的强烈情绪包括:愤怒、害怕、激动、大笑、大喊大叫、哭闹等,引起哮喘症状的不是情绪本身,而是在强烈的情绪中,可发生呼吸节律变化,导致气道平滑肌痉挛、呼吸频率增加,增加哮喘发作风险。

家长要帮助哮喘儿童学会管理情绪,不要大声喊叫。当感到压力、不安或生气时,记得深呼吸,慢慢呼吸。有一个简单的方法来管理呼吸,用鼻子吸气,用嘴呼气,让呼吸顺畅,试着吸气7秒钟,屏住呼吸7秒钟,呼气7秒钟,在管理呼吸的过程中,让孩子在专注于呼吸的同时,抛开其他不良情绪,减少诱发哮喘急性发作的风险。

## 运动会诱发儿童哮喘吗?

一些哮喘患儿在运动期间会发作哮喘,运动会导致人呼吸增快,引起的气流阻塞是运动诱发的支气管收缩(EIB)。多达90%的哮喘患儿在运动期间会出现 EIB 症状,对于青少年和儿童来说,是哮喘发作最常见的原因之一。

EIB 的症状包括咳嗽、喘息、胸闷、气短,咳嗽是 EIB 最常见的症状,也可能是唯一的症状。症状通常不会在运动开始时立即出现,可能在运动期间开始,在停止运动后5至10分钟会更严重,症状通常持续20至30分钟后消失,可轻可重。有时,症状会在停止运动4至12小时后出现第二波(即"晚期")症状,晚期症状通常不那么严重,24小时左右才能缓解。

## 食物如何诱发儿童过敏性哮喘？

食物和哮喘之间可能有间接联系，"食物"不是常见的哮喘诱因，但如果你对食物过敏，哮喘发作也会受到饮食的影响，需注意一些食物及其添加剂的影响，如亚硫酸盐。亚硫酸盐是食品中使用的一种防腐剂，如果你吃得太多会引发哮喘。高亚硫酸盐食品可能包括干果和蔬菜、包装土豆、腌制类食品等。食物过敏症状通常在你吃了过敏的食物后很快出现。过敏反应可能包括呼吸困难、荨麻疹、皮肤水肿、口腔和喉咙发痒、恶心或呕吐。如果您对食物过敏，请记住始终携带肾上腺素自动注射器。

## 药物会诱发儿童过敏性哮喘吗？

有时药物或补充剂会引发哮喘症状，包括所有药物、草药、补充剂和维生素，建议在开始以上任何一项之前，与您的医生确认是否有阿司匹林等非甾体抗炎药相关哮喘史，以及 ACE 抑制剂等用药史（这类药可导致咳嗽，可能被误认为是哮喘症状）。

## 鼻息肉对儿童哮喘有影响吗？

鼻息肉是鼻腔或鼻窦内壁上的小肿物，如果患儿的鼻窦有

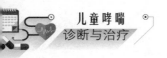

慢性炎症,他们可能会患鼻息肉。患有哮喘、变应性鼻炎和慢性鼻窦炎等呼吸道疾病的人通常会有鼻息肉。鼻息肉的症状包括:流鼻涕或鼻塞、鼻后滴流、嗅觉或味觉丧失、头痛、鼻窦区压痛、眼睛发痒、打喷嚏等多样症状。常采用抗过敏治疗、过敏原的环境控制、鼻喷激素、鼻盐水冲洗和手术等综合治疗。适当的哮喘和过敏管理有助于预防鼻息肉。

## 胃食管反流病(GERD)会导致儿童哮喘吗?

GERD 是指胃内容物(包括胃酸)进入食管的病理性反流,除了消化道症状,它还与慢性咳嗽有关,可以引发哮喘急性发作。减轻 GERD 反流症状的方法包括:不宜进食过饱、饭后 2 小时不要平躺、避免食用可能引发胃食管反流病症状的食物。饮食调整包括避免食用高脂、油炸、辛辣食物、巧克力等,对减少GERD 有帮助,必要时可以使用抑酸剂治疗。

## 肥胖会引起儿童哮喘吗?

肥胖与哮喘的发展、症状恶化和控制不佳之间有着密切的联系。肥胖会减少肺容量,影响气道的血容量,甚至影响患儿对哮喘药物的反应。研究表明,体重减轻与哮喘症状改善之间存在相关性。

预防感染如感冒或流感,可以减少由病毒感染诱发的哮喘急性发作,或者减轻哮喘急性发作的严重程度。对于患有哮喘的孩子来说,感冒引发的呼吸道症状可能会在感冒后持续数天甚至数周,要注意手卫生,6 个月及以上的儿童应每年接种流感疫苗。

总之,哮喘是一种慢性或长期的健康状况,每个哮喘患儿都应该在医生的帮助下制订自己的长期管理治疗计划,规避诱发因素,控制急性发作,进行健康生活。

## 如何认识尘螨?

### 1. 什么是尘螨?

尘螨是诱发支气管哮喘、过敏性鼻炎等疾病的重要过敏原,属于蚍螨科、尘螨属的一种节肢动物,成虫的大小约为 $300\sim400\ \mu m$,适宜在温暖潮湿的环境中生长发育(最合适温度为 25 ℃±2 ℃,相对湿度为 80% 左右)。目前已记录 34 种,其中与人类过敏性疾病有关的主要种类有屋尘螨、粉尘螨等。春秋两季为尘螨生长高峰期,秋季高于春季。但在空调房内,尘螨可全年生长繁殖。

尘螨以人和动物的毛发、皮屑、指甲等为主要食物,可以在人类居住的任何地方繁殖,尤其容易藏匿在寝具、地毯、沙发、毛绒玩具、编织物等温暖潮湿又容易取食之处。

### 2. 尘螨有哪些危害?

尘螨是吸入性过敏原的主要成分。螨虫活体较大,难以吸

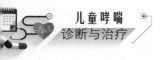

入呼吸道深部,不易成为抗原;死亡后产生的碎屑和干燥的排泄物微粒大小约 $10\sim40\ \mu m$,容易吸入,故螨抗原主要为螨排泄物及死螨碎屑。接触尘螨过敏原后,可引起过敏性鼻炎、过敏性哮喘、过敏性结膜炎、过敏性皮炎等过敏性疾病发生或引起症状加重,其中以过敏性鼻炎和过敏性哮喘最常见。

3. 如何防治尘螨?

采取适当的方法避免接触已明确的吸入性过敏原,是治疗气道过敏性疾病的有效措施。尘螨过敏性疾病的发病及症状严重程度,与暴露的尘螨过敏原浓度存在密切关系,故有效控制居住环境中尘螨过敏原的浓度,对尘螨过敏性疾病的控制至关重要。尘螨防治主要基于尘螨的生物学特性,通过抑制尘螨生长、减少尘螨过敏原水平、减少或阻挡螨过敏原与人体接触,达到防护目的。

尘螨控制可采取以下措施:

(1) 加强居室清扫:对尘螨过敏者,室内装饰应尽量简单、便于整理,应尽量避免接触过多的厚绒家具、毛绒饰品,在儿童活动空间应尽量减少毛绒填充材质的玩具。地毯是尘螨滋生的重要场所,建议尽量不使用地毯,或者每周至少 2 次对地毯进行清洁;在清扫房间时,应佩戴口罩,尽量"湿式作业",避免直接拂去家具表面的灰尘,减少空气中的浮尘。吸尘器吸尘后,建议离开房间至少 20 分钟,待空气中的尘埃完全下降后,再进入房间,减少与过敏原接触的机会。

(2) 降低室内相对湿度:尘螨体重的 $70\%\sim75\%$ 是水,通过吸收空气中的水蒸气,尘螨可基本维持体内水代谢的平衡,当室内相对湿度降到 50％以下时,可使活螨脱水致死,因此加强室内通风,使用高性能除湿机或空调,可大大减少活螨数量。但活螨在干燥的环境中死亡后,其残体仍具有过敏原性,应定期进行真空吸尘和其他清洁措施,才能真正有效地减少螨过敏原。

(3) 定期清洗寝具和各种织物:尘螨过敏原多为水溶性,因此,用冷水或温水清洗寝具织物,虽然不能杀死螨,但可去除大多数的螨。螨在水和空气中的致死临界温度为 55 ℃,作用时间约 10 min,所以建议每 1～2 周将床上用品、衣物等放入≥55 ℃热水中浸泡 10 min 以上,可杀死绝大多数螨,用 100 ℃热水效果更佳;另外,烈日曝晒、烘干、蒸汽处理等也能有效杀死尘螨。

(4) 使用防螨功能的织物:化学防螨织物,通过加入化学防螨剂,抑制尘螨繁殖,促使尘螨死亡,实现防螨效果。物理防螨织物,通过提高织物的密度,或采用微孔防螨罩包裹寝具等家用品,可有效阻止尘螨通过,阻挡螨与人的直接接触。

(5) 喷洒杀螨剂:目前已有多种多样杀螨剂可供选择,但选择杀螨剂时应注意,除了对尘螨有高效杀伤作用外,还必须对人体无害,同时对过敏体质者无诱发过敏反应的作用。

(6) 其他措施:避免长期停留在封闭的室内,多做户外运动,呼吸新鲜空气,提高自身免疫能力。

尘螨作为重要的室内吸入性过敏原,应受到大家高度重视,但我们要做到正确认识,科学防治尘螨,才能有效减少由此引起的过敏性哮喘及过敏性鼻炎等疾病的发生或发作。

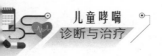

# 花粉会引发儿童哮喘吗？

### 1. 什么是花粉？

花粉是种子植物的雄性生殖细胞，植物靠花粉进行繁殖。自然界植物的花粉有两种传播途径：由风传播，称风媒花粉；由昆虫传播，称为虫媒花粉。花粉的播散有严格的季节性，易受气候(如雨水及风力)的影响，根据花粉播散时间可将气传花粉植物盛花期分为两个高峰。第一个高峰在春季，以树木开花为主，如杨属、柏属、桦木属、榆属、柳属、桑属等。第二个高峰在夏秋季，以草本植物开花较多，包括禾本科植物，如玉米、小麦、高粱、向日葵、蓖麻、蒿属、豚草属、葎草、苋科等。

### 2. 花粉为什么会引起过敏？

花粉中含有一些特殊蛋白，可诱发人体产生一系列过敏反应，称之为花粉过敏。引起花粉过敏的主要为风媒花，因为风媒花粉量大、质轻，颗粒小，可随风飘散数百里；而虫媒花粉粒通常比较大，产量少，不容易被风吹散，因此较少引起过敏。花粉颗粒可黏附在皮肤、眼结膜、鼻黏膜等部位，也可随着呼吸进入下呼吸道，导致花粉性鼻炎、角膜炎、皮炎和哮喘等。

我国曾经组织全国主要城市致敏花粉的普查，发现不同地区致敏花粉不一样，如北京主要致敏花粉是蒿属，上海是蓖麻，广州是木麻黄、野苋菜，成都是梧桐、银杏等。

### 3. 花粉与支气管哮喘有什么关系？

花粉与支气管哮喘的发生、症状急性发作及迁延不愈有关。如果没有采取措施处理花粉过敏，可发展成为过敏性哮喘、结膜炎等疾病。有研究显示，相比无过敏的人群，花粉过敏者支气管哮喘的发生率更高。有花粉过敏的支气管哮喘患儿接触到致敏花粉时可出现不同程度咳嗽、喘息、气紧、胸闷等症状；接触的花粉量大时可迅速出现急性发作，除了咳喘以外，患儿还可有呼吸急促、呼吸费劲、面色青紫、大汗淋漓、说话不连续、乏力、头晕等表现。哮喘患儿的长期治疗和管理中，环境控制、避免接触过敏原是非常重要的一个环节。当孩子在草木开花的季节、接触到树木茂密的环境出现流涕、喷嚏、鼻塞、鼻痒、咳嗽，甚至喘息等表现时，应高度警惕花粉过敏，及时行花粉过敏原检测。

因为花粉种类繁多，大多数花粉过敏不能彻底治愈，避免接触花粉是最主要的预防措施。支气管哮喘患儿平时生活中应该注意个人防护，避免接触花粉多的环境，在花粉季节可提前 2 周干预治疗，有助于减轻哮喘症状，减少急性发作。

## 霉菌影响哮喘发病吗？

### 1. 什么是霉菌？

严格意义上来说，霉菌是真菌的一种，有细胞壁，以有机营养物质为食，通过孢子繁殖，以寄生或腐生方式生存。其特点是菌丝体较发达，无较大的子实体，包括酵母菌、霉菌、黑粉菌和蘑

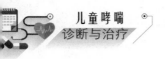

菇等种类。生活中霉菌广泛存在，一些霉菌如蘑菇是食物，一些霉菌被用于生活或者生产如在酿酒、食品制作中用到的酵母菌，还有的霉菌可以使食品转变为有毒物质即霉菌毒素，对人体健康造成极大的危害。自从黄曲霉毒素发现以来，霉菌与霉菌毒素对人体的影响日益引起重视。空气中的部分霉菌也可能导致健康问题，可引起人体过敏、感染等。

2. 霉菌是否参与哮喘的发生？

已有研究表明，霉菌可作为过敏原诱发哮喘。霉菌可产生多种蛋白酶、脂肪酶、糖类成分，这些成分可损害呼吸道，刺激免疫反应，从而参与哮喘的发生。此外，大量吸入霉菌还可导致哮喘患儿急性发作，研究显示夏秋季环境霉菌浓度高时，哮喘住院及死亡患儿的人数也随之增加。目前报道参与哮喘发生的霉菌包括烟曲霉、交链孢霉、毛霉、链格孢霉等。

3. 如何避免霉菌诱发的哮喘？

要避免霉菌诱发的哮喘，首先应该避免接触霉菌。由于霉菌细小，很难完全消灭，所以应防止室内霉菌生长，避免接触霉菌浓度高的室外环境。黑暗、潮湿、通气不良的环境最适于霉菌的生长，在制冷、加热及湿化设备中如室内空调滤网、加湿器应定期清洗，控制室内湿度在 40%～50% 为宜。浴室、卫生间、橱柜内、地下室等都是霉菌容易滋生的"重灾区"，所以要注意常通风。注意房间清洁，天花板、壁纸的背面等地方是最容易被忽视的，尤其是曾经被水浸渍的地方，必须彻底清扫并保持干燥，不留死角。卫生间可以利用竹炭来吸附空气中的湿气和异味。可以在衣橱里放置专用的除湿袋、除湿盒，还可以用真空袋来收纳易受潮的物品。遇到南方的梅雨季或者阴雨连绵的天气,洗完的衣服容易发霉,把衣服熨干或者使用烘干机都是消灭霉菌的好办法。洗衣机也容易滋生霉菌,定期清洗和消毒洗衣机是重要的防霉手段。泥土是霉菌滋生的良好场所,因此不建议在家里摆放盆栽。对霉菌过敏的孩子要尽量住在向阳的房间,少去或不去阴暗潮湿的地方。

室外湿度大时要紧闭门窗。在暴风雨季节注意室外防护,因为风雨会促进空气中真菌孢子的产生及扩散。过敏体质的哮喘患者应戴好口罩,回家及时更换衣物,做好皮肤清洁卫生。应尽量少去容易滋生霉菌的地方,如农场、花店、温泉、蛋糕工坊等。

## 食物过敏都要回避吗?

### 1. 什么是食物过敏?

食物过敏是食物不良反应的一种,一种或多种食物初次进入人体后使机体致敏,再次反复进入时导致机体产生异常免疫反应,引起生理功能紊乱和(或)组织损伤,进而引发一系列临床症状。食物过敏在儿童的发病率为 $0.02\% \sim 8\%$ ,因年龄、地区、过敏原而不同。

### 2. 常见的食物过敏原是什么?

不同国家和地区常见的食物过敏原有所不同,我国最常见的食物过敏原包括鸡蛋、牛奶、小麦和大豆。

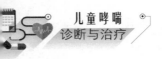

3. 食物过敏有什么表现？

食物过敏症状非特异性，涉及多个系统，包括皮肤（荨麻疹、血管性水肿、瘙痒、湿疹、红斑、烧灼感）、呼吸系统（咽喉不适、声音嘶哑、吞咽困难、咳嗽、喘息、胸闷、呼吸困难、发绀）、消化系统（恶心、呕吐、腹痛、腹泻、便血）、心血管系统（血压下降、心动过速或过缓、心律失常、四肢湿冷、面色苍白）和神经系统（头痛、乏力、不安、意识障碍）。

4. 食物过敏检测方法有哪些？

金标准为食物激发试验（OFC），其余检测方法包括皮肤点刺试验（SPT）、斑贴试验（APT）及血清特异性 IgE 检测。

5. 食物过敏如何诊断？

食物过敏的诊断取决于详细的临床病史、SPT 和 sIgE 检测及口服食物激发试验。首先需要详细了解病史，了解症状与食物的关联度。寻找出可疑过敏的食物，然后行 sIgE 或 SPT 检测，对阳性的食物进行严格回避，回避时间依据食物过敏的严重程度及过敏原 sIgE 的数值决定，之后行口服食物激发试验，若为阳性则确诊为食物过敏。对于可疑过敏而 sIgE 或 SPT 检测为阴性的食物，可直接回避或低敏饮食 4 周后行食物激发试验，阳性同样可确诊为食物过敏。

6. 检测发现食物过敏都要回避吗？

虽然回避过敏食物是食物过敏的主要治疗方法，但应谨慎操作。完全回避食物会导致营养失衡，因此不要过度回避食物。

（1）首先要先确定是否真的存在食物过敏，部分检查如血清特异性 IgE 检测、皮肤点刺试验、斑贴试验等结果仅能作为初筛,显示的为机体对食物的致敏状态,并不是过敏,而食物激发试验才是金标准。因此对于平时已在食用,并且食用时无皮疹出现、咳嗽、喘息加重、腹泻便秘等情况的可继续食用。对尚未添加的食物,可少量添加,观察儿童对该食物的反应,如无特殊反应,可逐步加量继续食用。

(2) 即使在食物激发试验中被证实为阳性的食物,可根据其症状的严重程度来决定摄入量。可通过少量进食或通过烹饪或加热使其变为低敏形式后食用。且随着儿童年龄增大,肠道屏障不断完善,食物诱发症状的阈值水平会逐渐升高,可在严密观察下逐步增加食用量。

(3) 对明确食物过敏,症状严重,尤其是速发型食物过敏,主要包括甲壳类动物、鱼、花生、荞麦和水果等,这类食物直至青少年甚至成人仍很难获得耐受,一旦明确,应严格回避。

## 感冒会诱发哮喘吗?

### 1. 感冒会诱发喘息吗?

感冒会诱发喘息,但不是所有喘息都是哮喘。大多数婴幼儿喘息的发作与呼吸道病毒性感染相关。婴幼儿期主要诱发喘息的病毒为合胞病毒(RSV),其他病毒包括鼻病毒(HRV)、腺病毒(ADV)、流感病毒(IV)、副流感病毒(PIV)等。另外,新发现的人类偏肺病毒(HMPV)和博卡病毒(HBoV)也可以引起喘息。支原体(MP)、衣原体(CP)感染是也引起婴幼儿喘息的病原之一。

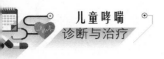

2. 感冒会诱发哮喘急性发作吗？

哮喘发作多有诱发因素,80％由感冒诱发。呼吸道的病原感染可直接引起气道炎性反应,并可导致气道黏膜的损伤,但病原本身还可以作为一种变应原引起气道过敏性炎症,导致气道高反应性,从而引起哮喘。支气管哮喘患者,一旦有呼吸道感染,随时可能诱发哮喘急性发作。诱发哮喘急性发作的病毒主要为鼻病毒(HRV),其他病原主要包括腺病毒(ADV)、博卡病毒(HBoV)、偏肺病毒(HMPV)、流感病毒(IV)、支原体(MP)、百日咳鲍特菌(BP)等。

3. 哪些患儿感冒会诱发哮喘？

有过敏体质的患儿感冒后易引起喘息。若患儿本身易反复喘息,尤其是一年内≥4次喘息,加上既往有湿疹或特应性皮炎、家族哮喘史、外周血嗜酸性粒细胞增多、过敏原检测阳性,或曾有与感冒无关的喘息发生,需要警惕哮喘的可能性。这类患儿在感冒后易诱发哮喘发作。

4. 感冒后哪些症状提示哮喘发作？

当患儿出现剧烈咳嗽、喘息、活动后易疲劳、胸闷、气急等表现,提示患儿可能哮喘发作。哮喘患儿可在家通过呼气峰流速仪监测呼气峰流速(PEF),当PEF低于个人最佳值的80％,或者日间变异率≥13％(连续监测2周),则提示可能会发生哮喘发作。

5. 哮喘患儿感冒后怎么处理？

哮喘患儿及哮喘高危患儿在感冒后需要预防性治疗。目前正在接受规范预防治疗的患儿,可按医生制订的防治计划,在目前哮喘治疗方案的基础上"升阶梯"治疗1～2周,待感冒症状完全缓解后降至原哮喘控制方案继续维持。处于哮喘缓解期或尚未规范治疗的患儿,可酌情给予白三烯受体调节剂或吸入性糖皮质激素预防治疗。

**6. 哪些情况需要来院就诊?**

当患儿在雾化吸入等加强治疗后咳嗽、喘息等表现仍无好转,或出现胸闷、气急、焦虑、不能平卧、说话不成句等情况,或监测 PEF 低于个人最佳值 60%,这提示患儿至少已处于中度哮喘急性发作情况,应及时就医。

# 儿童哮喘的诊断

## 儿童哮喘有哪些临床特点？

儿童哮喘急性发作的诱因包括上呼吸道感染、过敏原暴露、剧烈运动、大笑、哭闹和气候变化等。当遇到诱因时突然发作或症状加重，常常夜间和(或)凌晨明显，秋冬季节或换季时好发。患儿起病或急或缓，以反复发作的喘息、咳嗽、气促、胸闷为主要症状。急性发作时患儿可出现精神反应欠佳、呼吸费力、运动耐力下降等表现，严重者可出现烦躁不安、不能平卧、端坐样呼吸、面色苍白、鼻翼翕动、口唇发绀，甚至大汗淋漓、面容惶恐不安等表现。平喘药物可以缓解症状，患儿具有明显的缓解期。

## 如何诊断哮喘？

1. 儿童哮喘如何临床诊断？

儿童哮喘的临床诊断首先需要详细询问现病史，包括咳嗽、喘息或其他症状发作的诱因、频率、严重程度、加重及缓解的因素等情况。其次了解患儿既往有无湿疹、过敏性鼻炎、特应性皮炎等过敏性疾病史，同时应注意询问患儿家族过敏史及平素生活环境接触史等情况。最后结合反复咳嗽、喘息等临床症状及发作时双肺呼气相为主的哮鸣音等体检结果综合判断。诊断要点主要基于临床表现,肺功能测定存在可逆性气流受限的证据,并排除其他可能引起相关症状的疾病。

2. 儿童哮喘诊断需完善哪些特殊检查:过敏状态评估及肺通气功能检测

过敏原检测:包括变应原皮肤点刺试验和(或)血清变应原特异性 IgE 检测。吸入变应原致敏是儿童发展为哮喘的主要危险因素;儿童早期食物致敏可增加吸入变应原致敏的危险性;吸入变应原的早期致敏(≤3 岁)是预测发生持续性哮喘的高危因素。因此,对于反复喘息怀疑哮喘的儿童,均推荐尽可能行过敏原检测以协助诊断。同时,明确过敏原也有利于了解导致哮喘发生或加重的个体危险因素,有助于制订环境干预措施或行脱敏治疗,达到预防和治疗的双重作用。需强调过敏状态检测阴性不能作为排除哮喘诊断的依据。

肺通气功能检查:肺通气功能检查是诊断哮喘的重要手段,也是评估哮喘病情严重程度和控制水平的重要依据。对于所有适龄儿童(通常为 5 岁以上能按要求完成肺通气功能检测的儿童),在哮喘诊断及开始控制治疗前均应进行肺通气功能检测并定期随访。

3. 有喘息发作的儿童哪些临床特点高度提示哮喘可能?

喘息是儿童呼吸系统疾病中常见的临床表现,非哮喘的儿童也可能会发生反复喘息,因此喘息不等于哮喘。但如果儿童出现:多于每月 1 次的频繁发作性喘息;活动诱发的咳嗽或喘息;非病毒感染导致的间歇性夜间咳嗽;喘息症状持续至 3 岁以后;

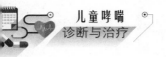

抗哮喘治疗有效,但停药后又复发,均高度提示哮喘可能。

## 儿童哮喘如何分期?

儿童哮喘根据临床表现可分为:急性发作期、慢性持续期、临床缓解期。

急性发作期:常因接触变应原、季节变换或呼吸道感染等因素诱发儿童在平稳状态下突然发生喘息、咳嗽、气促、胸闷、呼吸费力等哮喘症状,或者原有症状急性加剧,肺部可闻及呼气相为主的哮鸣音。患儿往往起病急,病情进展快,需要在第一时间内予以及时恰当的治疗,以迅速缓解气道阻塞的症状,改善缺氧。若家属自行予以平喘药物治疗后喘息症状未能有效缓解或症状缓解维持时间小于 4 小时,应立即前往医院就诊。

慢性持续期:指患儿近 3 个月内不同频率和不同程度地出现过喘息、咳嗽、气促等症状。

临床缓解期:指患儿无喘息、气促、咳嗽等症状,肺功能恢复到急性发作前水平,并维持 3 个月以上。

## 儿童哮喘治疗策略

防治原则:哮喘控制治疗应尽早开始,坚持长期、持续、规范、个体化治疗原则。我国儿童哮喘控制治疗倡导多向的开放式哮喘管理流程,包括初始强化治疗、预干预或间歇干预、升级或强化升级治疗、降级治疗、定期监测及停药观察。核心是强调评估的重要性及提出初始强化治疗的理念。因而哮喘患儿需要定期复查,一般每3个月可进行一次评估,直至停药观察。同时要注重药物和非药物治疗相结合,加强哮喘防治教育,积极引导患儿心理健康。

治疗目标:儿童哮喘的治疗目标不仅限于尽快控制哮喘急性发作,还应预防和减少反复发作,达到并维持最佳控制状态,选择合适的药物进行个体化治疗和避免或降低哮喘治疗药物的不良反应,预防哮喘导致死亡的发生。此外还需要维持患儿正常活动水平及肺功能水平。

## 临床缓解期的处理

临床缓解期指患儿无喘息、气促、咳嗽等症状,但临床缓解不等于临床治愈,因此不能随意停药,需要加强临床缓解期的治疗。鼓励患儿坚持规范治疗,定期随访,注意有无哮喘发作先兆,严格把握降级治疗的指征,重视停药后的管理和随访,了解患儿以往发作规律,积极对待并存疾病如变应性鼻炎、肥胖等的治疗,以维持患儿病情长期稳定。

## 哮喘发作的严重度如何分级?

根据哮喘急性发作时的症状、体征、肺功能及血氧饱和度等情

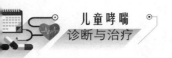

况,对哮喘进行严重度分级。<6 岁儿童哮喘发作的严重度分为
轻度和重度。轻度:精神正常,无紫绀,心率<120 次/分,肺部可闻
及哮鸣音;重度:出现焦虑、烦躁或意识模糊,可有紫绀,血氧饱和
度<92%,心率>180 次/分,肺部哮鸣音减弱甚至消失,支气管舒
张剂使用无效。≥6 岁儿童哮喘发作的严重度分为轻度、中度、重
度和危重度 4 级。轻度:表现为日常走路时气短,对日常生活影响
不大,可有焦虑、烦躁,可平卧,常无三凹征,呼气末散在的哮鸣音,
脉率略增加,血氧饱和度(吸空气)通常≥94%,使用支气管舒张剂
症状能缓解。中度:稍活动便出现喘息,会有焦虑、烦躁,喜坐位,
可出现三凹征,肺部弥漫哮鸣音,脉率增加,血氧饱和度(吸空气)
在 90%~94%,使用支气管舒张剂症状仅有部分缓解。重度:休
息时也有气短,日常生活受限,不能平卧,常常有焦虑、烦躁,通
常出现三凹征,肺部出现响亮、弥漫的哮鸣音,脉率明显增加,血
氧饱和度常在 90%,支气管舒张剂治疗效应欠佳。危重度表现
为呼吸不整,体位不定,嗜睡或意识模糊,胸腹反常运动,肺部哮
鸣音减弱甚至消失,脉率减慢或不规则,血氧饱和度低于 90%。

## 喘息与儿童哮喘有关系吗?

喘息是儿童常见的呼吸系统症状,可由病毒或细菌感染、吸
入异物、支气管或肺发育异常、心功能不全等多种因素引起。据
报道,50%以上的儿童在 5 岁以前发作过最少 1 次喘息。哮喘是
一种以慢性气道炎症和气道高反应性为特征,临床表现为反复

发作的咳嗽、喘息、气促、胸闷的异质性疾病。因此,喘息不一定是哮喘,但发作喘息的儿童如具有以下特点时高度提示哮喘的诊断:①每月大于 1 次的频繁发作性喘息,多与接触变应原如冷空气、物理或化学性刺激、呼吸道感染、运动及过度通气(如大笑和哭闹)等有关,常在夜间发作或加剧;②发作时双肺可闻及弥漫性哮鸣音,呼气相延长;③非病毒感染导致的间歇性夜间咳嗽;④喘息症状持续至 3 岁以后;⑤抗哮喘治疗有效,但停药后又复发;⑥除外其他疾病所引起的喘息;⑦临床表现不典型者(如无明显喘息或哮鸣音),应至少具备以下 1 项:〈1〉证实存在可逆性气流受限;〈2〉支气管激发试验阳性;〈3〉PEF 日间变异率(连续监测 2 周)>13%。⑧患儿患特应性皮炎、有吸入变应原致敏史或一级亲属有哮喘史。

## 如何检查肺功能?

1. 什么是肺功能检查?

肺功能检查是对受检者呼吸时产生的气流进行检测和评价,从而了解受检者呼吸功能是否正常的检查技术。肺功能检查对哮喘的诊断、鉴别诊断、病情严重程度的评价、疗效及预后判断起着重要作用。

2. 肺功能检查包括哪些?

(1) 小于 3 岁:潮气呼吸法、气道阻力检测阻断法、婴幼儿体描仪法;

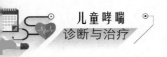

（2）3～5岁：潮气呼吸法、常规肺通气功能检查（能够配合）、强迫脉冲震荡肺功能；

（3）大于5岁：常规肺通气功能检查、强迫脉冲振荡肺功能

（4）大于10岁：常规肺通气功能检查、强迫脉冲震荡肺功能、肺弥散功能检查；肺体描仪检测。

**3. 肺功能检查怎么做？**

（一）小于3岁或者不能合作的患儿：一般要求患儿在睡眠状态下进行，可以先给予适当镇静药。然后协助医师将患儿摆好体位，戴好面罩，面罩与测量仪器相连，通过仪器分析数据显示结果。

（二）大于3岁并且合作良好的患儿：

（1）检测前的准备：常规测身高、体重、记录性别、出生年月。

（2）检测过程：要求患儿双脚踩在地面，背部挺直，头保持正直，下颌自然水平。夹住两侧鼻翼，牙齿轻含咬口，嘴唇包紧，不能漏气，听医师指令配合完成用力吸气、呼气动作。若是支气管舒张试验还需雾化吸入药物，吸入后15分钟重复测定肺功能；支气管激发试验需用运动或者药物激发后重复测定肺功能。

**4. 哪些儿童需要做肺功能？**

①反复咳嗽或者喘息；②咳嗽持续存在2周以上，且抗生素治疗效果欠佳；③支气管哮喘的诊断和评估；④哮喘药物和其他治疗方法的效果评价；⑤婴幼儿急性喘息性支气管炎、肺炎与哮喘的早期鉴别；⑥急性发作性呛咳、刺激性咳嗽、声音嘶哑、呼吸困难。⑦疑似患有其他呼吸系统疾病。

**5. 肺功能检查的禁忌证？**

①有心脏疾患的患儿（如心律失常）；②儿童中耳炎鼓膜穿

孔者;③近 1 个月内有过咯血;④正在接受抗结核药物治疗或有活动性肺结核;⑤近 1～3 个月接受过胸部、腹部或眼科手术;⑥癫痫发作需要药物治疗者;⑦腹股沟疝、脐疝等患儿;⑧已知支气管舒张剂过敏者;⑨伴严重危及生命的疾病或体征者;⑩受试者不能配合肺功能测试(如认知问题)。

6. 肺功能检查注意事项?

(1) 小于 3 岁或者不能合作的患儿:检查需在睡眠状态下进行,衣物勿过紧;大于 3 岁并且合作良好的患儿:应避免剧烈运动、冷空气吸入 2 小时以上,避免被动吸烟、咖啡、可口可乐等 6 小时以上。

(2) 检测前按医嘱要求时间停用相关药物,如茶碱类、β2 受体激动剂、糖皮质激素类、抗组胺类等药物,具体请根据该药的作用时间而定。

(3) 需要镇静的婴幼儿,镇静前 4 小时禁食。

7. 肺功能检查是否对儿童有伤害及不良反应?

肺功能检查是一种物理、无创的检查方法,对身体几乎无损伤,无痛苦、无辐射和很少引起不适,检查流程简单、快捷,具有敏感度高、重复检测方便和患儿易于接受等优点。

## 过敏原检测有哪些方法?

生活中存在多种过敏原,如尘螨、牛奶、鸡蛋等,均可诱发儿童发生过敏性疾病。明确过敏原种类,并及时采取措施避免

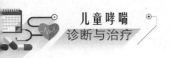

与之接触是目前治疗过敏性疾病的重要手段。临床上,医生除了详细询问病史、密切观察临床表现外,还会建议患儿进行实验室过敏原检测,这对早期诊断、治疗和预防过敏性疾病十分重要。目前临床上检测过敏原的方法众多,其中应用较为广泛的有皮肤点刺试验、血清学过敏原特异性 IgE 检测和食物激发试验等。

**1. 皮肤点刺试验如何进行?**

皮肤点刺试验(skin prick test,SPT)是目前国际上公认的过敏原体内检测的方法。在操作时,会通过特制的点刺针将前臂皮肤浅层刺破,使少量高度纯化的过敏原提取物渗入皮肤组织,阳性结果为局部皮肤出现类似蚊虫叮咬反应,如红斑、红晕、风团甚至瘙痒。风团的面积越大,患儿对该过敏原过敏的可能性越高,但其面积的大小与疾病严重程度并无相关性。值得注意的是,如果检测者近 1 个月有全身性过敏反应或服用一些药物,则会造成假阴性结果(可使皮肤暂时无反应)。因此进行皮肤点刺试验前建议停用抗组胺药物 4~5 天。皮肤点刺试验的优点是操作简单,痛感较低,价格低廉,敏感性较高。

**2. 血清学过敏原 IgE 检测有何意义?**

血清学过敏原特异性 IgE 检测是过敏原特异性诊断最可靠的方法之一,现已被广泛使用。血清学过敏原特异性 IgE 检测主要是通过检测患儿血清中是否存在会与过敏原产生特异性反应的 IgE,从而来筛选过敏原。同样,过敏原特异性 IgE 水平越高,患儿对该过敏原过敏的可能性越高,但其水平的高低与疾病严重程度也无相关性。与皮肤点刺试验相比,该方法较为安全且不受抗组胺药物影响,具有重复性强、精确性高和可定量等优点。血清学过敏原特异性 IgE 检测和皮肤点刺试验均为过敏原检测的重要手段,两者可互为补充,但不能相互替代。然而需要注意的是,两种检测方法仅能证实患儿对某种过敏原敏感,并不能直接表明患儿对该物质过敏。因为敏感患儿暴露于过敏原后产生临床症状才能称之过敏,所以需要临床专科医师根据病史和临床症状来进一步判断是否为真正的过敏。

3. 食物激发试验如何进行?

口服食物激发试验是临床上诊断食物过敏的金标准。临床根据患儿的病史及皮肤点刺试验和/或过敏原特异性 IgE 检测结果选择可能致敏的食物进行食物激发试验来确定或否定患儿对某种食物存在过敏反应。为避免发生严重过敏反应,试验前需要对患儿进行详细的评估,预估严重过敏反应的风险,并准备抢救设备及药品。试验前患儿需要严格避免食用需要进行口服食物激发试验的食物以及包括该食物成分的食品至少 2~4 周。本试验需要在医院内进行,在受过专门训练的医务人员监护下进行。一般含食物蛋白成分的试验食物从最小剂量开始,如未出现有关过敏症状,则每隔 15~60 min 将剂量逐步增加直至最大剂量(例如给予 3、10、30、100、300、1 000、3 000 mg 食物蛋白)。若无症状出现,则可排除该食物过敏。若试验过程中出现过敏反应,可以以此确定患儿诱发食物过敏的最小食物剂量和未发生食物过敏时的最大食物剂量。

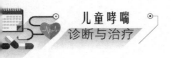
## 气道炎症指标检测有何意义?

　　气道炎症指标检测是一类新型、无创、操作简单的气道炎症检查方法,主要与过敏性气道炎症相关,能明确哮喘的气道炎症类型,对于明确哮喘诊断,指导哮喘的管理,更好地达到哮喘的总体控制目标有着重要的意义。

　　1. 气道炎症指标检测包括哪些?

　　目前临床常用的检查包括呼出气一氧化氮(eNO)水平检测、诱导痰细胞学检查等。

　　2. 气道炎症指标检测怎么做?

　　(一) 呼出气一氧化氮(eNO)水平检测:一氧化氮(NO)是机体产生的一种生物调节因子,呼出气一氧化氮(eNO)是由气道细胞产生的一氧化氮,其浓度与气道炎症相关。此项检查就是测定呼出气中一氧化氮水平,从而有助于哮喘分型及治疗管理。

　　(1) 小于 3 岁,无法配合呼气的患儿:在平静呼吸状态下用面罩扣住口鼻,先用专门的气体收集袋收集呼出气体,然后连接到一氧化氮测定仪进行分析。

　　(2) 3～6 岁,可配合呼气但无法一次性完成呼气的患儿:通过采样装置呼气并用采气袋收集,收集完毕后连接到一氧化氮测定仪进行分析。

　　(3) 大于 6 岁的患儿:受试者一般采取坐位,安静休息 5 min 后,尽量呼气排空肺部气体,然后用嘴紧含一氧化氮测定仪的口器,用力吸气,平稳、缓慢呼气10 s(≤12 岁儿童至少 4 s，＞12 岁儿童及成人至少6 s)，检测最后至少3s 平台期的 NO 水平。

（二）诱导痰细胞学检查:适合在 6 岁以上患儿中运用。首先检查患儿的肺功能决定是否适合检查,然后通过吸入高渗盐水,诱导气道痰液的生成,从而获得痰液标本,再对痰液做进一步的相关检查,从而判断气道的炎症类型。

3. 气道炎症指标检测适应证?

（1）反复发作原因不明的咳嗽,尤其多发生在夜间或凌晨的刺激性干咳；

（2）原因不明的发作性胸闷；

（3）疑诊哮喘,缺乏临床诊断依据；

（4）评估哮喘患儿吸入激素治疗疗效与依从性；

（5）无法配合完成肺功能等其他检查的咳嗽、喘息患儿。

4. 气道炎症指标检测注意事项?

（1）小于 3 岁或者不能合作的患儿:检查需在自然睡眠或镇静催眠平静呼吸状态下进行；

（2）检测前 1 小时内避免饮用咖啡、茶、碳酸和豆浆类饮料；避免剧烈运动、接触过敏原,避免被动吸烟。如需作肺功能检查,应在肺功能检查前检测。

（3）检测前 2 小时内避免进食富含硝酸盐的食物如菠菜、西兰花、芥蓝、生菜、莴苣、芹菜、水萝卜、腌制或者熏制的食品。

（4）检测前 3 天尽量避免使用白三烯受体拮抗剂、抗组胺药及糖皮质激素。

5. 气道炎症指标检测临床诊断儿童哮喘的意义?

（1）辅助哮喘诊断与鉴别诊断；

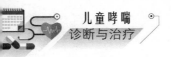

（2）区别哮喘患儿及其他呼吸系疾病气道炎症类型和评估气道炎症水平；

（3）研究气道炎症性疾病加重的原因；

（4）判断吸入性糖皮质激素（ICS）治疗的反应性及依从性；

（5）评估哮喘控制水平和预测哮喘急性发作；

（6）指导哮喘治疗方案调整。

## 胸部影像学检查包括哪些？

### 1. 哮喘的影像学检查是什么？

目前应用于哮喘的影像学检查包括胸部 X 线平片和 CT 检查两种。胸部 X 线平片主要是利用 X 线使人体的组织、器官在荧屏或胶带上成像。X 线可以穿透人体不同的组织，其穿透力与组织的密度有关，密度越大的组织对 X 线的吸收越多，透过越少。人体不同的组织存在密度和厚度的差异，X 线在穿透过程中被吸收的量不同，以致剩余下来的 X 线量有差别。剩余 X 线，经过显像过程，就能获得具有黑白对比的 X 线图像。密度越大的组织呈现的图像越白。CT 是用 X 线束从多个方向对检查部位具有一定厚度的层面进行扫描，经过一系列处理得到的图像，它是反映人体组织断层的图像，与 X 线平片相比，它能更加精准地反映人体组织结构。

### 2. 影像学检查可以反映出哮喘患儿肺部的哪些异常改变？

胸部 X 线平片在哮喘发作时可以表现为双侧肺部的透亮度

增加，即呈现的图像较正常肺组织黑，表示肺部处于过度充气状态，在缓解期多无异常表现。若哮喘反复发作，X线平片可以反映出肺过度膨胀、支气管壁增厚、支气管扩张等异常表现。CT检查可以反映出与X线平片同样的异常改变，但比X线平片更加准确、清晰。高分辨率CT能反映出更加早期、更加细微的病变，更重要的是它能反映出哮喘患儿小气道结构的变化。

3. 哮喘的影像学检查在哮喘的诊疗过程中发挥着怎样的作用？

对于哮喘的诊断，X线平片及CT检查并不起决定性作用，它们表现的严重程度与哮喘的严重程度及是否可逆并没有相关性。这两项检查主要的作用是进行鉴别诊断以及判断有无合并肺部的其他疾病，它们可以检查出是否合并肺部的感染性疾病，如肺结核，肺炎，以及有无肺不张和气胸等。高分辨率CT可以清晰地显示小气道的结构，从而对气道重塑进行分析。

4. 哮喘的影像学检查对人体存在哪些不良影响？

X线已经被证实会对人体健康产生一定影响，长期持续地被X线照射会使得癌症的发生率增高。但拍摄一张X线胸片的辐射剂量并不大，CT检查的辐射剂量会比X线高，但仍是安全的，只要不是长期将人体置于拍片、CT全身扫描中，短时间内接受小剂量的辐射剂量并不会对人体产生损伤。

5. 哪些哮喘患儿不能进行影像学检查？

对X线高度敏感、不宜接触X射线者(如再生障碍性贫血患儿)不能进行影像学检查。除此之外，只要能配合检查的均可以进行。

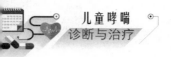
# 支气管镜检查有何意义？

### 1. 什么是支气管镜？

支气管镜是一种细长的,经口或鼻置入患儿的下呼吸道,用作直接观察气管和支气管的病变,根据病变进行相应的检查和治疗,并可进行摄影、动态记录的医疗器械。1897 年德国科学家 Killian 用食管镜从气管内取出异物,这是历史上第一次用硬质内镜进入气管支气管进行检查。随着光导纤维的和电子技术的发展,逐渐出现了可弯曲的内镜,包括可弯曲纤维支气管镜和电子支气管镜检查,由于可弯曲支气管镜柔软,患儿在仰卧或坐位均可检查,患儿无需全麻,镜体细长且可到达气管支气管及其更远端,因而在气道病变的诊断和治疗中具有明显优势。

### 2. 支气管镜检查时怎么操作的？

麻醉前准备,如禁食禁水等;操作时患儿取仰卧位,全身麻醉或局部麻醉;经一侧鼻孔或口插入支气管镜,途经喉部、主气管、支气管;可直接观察气道病变,并根据检查所见,决定是否进一步行活检、灌洗等;检查完毕,医生退镜。

### 3. 哪些儿童需要进行支气管镜检查？

反复或持续性喘息;局限性喘鸣;不明原因的慢性咳嗽;反复呼吸道感染;可疑异物吸入;咯血;胸部影像学异常:①气管、支气管肺发育不良和/或畸形,②肺不张,③肺气肿,④肺部团块状病变,⑤肺部弥漫性疾病,⑥纵隔气肿,⑦气道、纵隔占位,

⑧血管、淋巴管、食管发育异常,⑨胸膜腔病变需鉴别诊断者等。

**4. 支气管经检查的禁忌证?**

儿科支气管镜检查没有绝对的禁忌证,禁忌证多取决于术者的技术水平和必要的设备条件。其相对禁忌证:①严重心肺功能减退者;②严重心律紊乱:心房、心室颤动及扑动,Ⅲ度房室传导阻滞者;③高热:持续高热而又急需行支气管镜检查者,可将其体温降至38.5 ℃以下再行手术,以防高热惊厥;④活动性大咯血者;严重的出血性疾病;凝血功能障碍;严重的肺动脉高压及可能诱发大咯血者等;⑤严重营养不良,不能耐受手术者。

**5. 支气管镜检查的术前准备**

(1) 常规检查:血常规、凝血功能、乙型肝炎和丙型肝炎血清学指标、血型、肝肾功能、人类免疫缺陷病毒(HIV)、梅毒、胸部 X线或胸部 CT、心电图等,必要时检查:肺功能、超声等。

(2) 根据食物在胃内被排空的时间长短,制订不同的禁食时间。包括母乳 4 小时,牛奶、配方奶、淀粉类固体食物 6 小时,脂肪类固体食物 8 h。

(3) 特殊处理:惊厥、癫痫发作、支气管哮喘急性发作需要药物控制后,待病情稳定后再行支气管镜诊疗;气管支气管结核患儿如需要支气管镜下介入治疗时,非紧急情况下应在全身抗结核化学药物治疗至少 2 周基础上再行介入手术,以免感染播散;大于 4～5 岁的患儿,给予心理护理,消除其紧张和焦虑情绪,更好配合手术。

**6. 支气管镜检查术后注意事项**

术后禁饮食 2～3 小时,术后注意观察患儿生命体征。术后

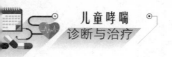
雾化吸入可改善支气管镜操作对呼吸道的刺激;镜下患侧给药者继续该侧卧位,确保药物疗效。部分患儿术后可能会出现声音嘶哑、咳嗽加重,痰中带血(介入操作的患儿)、发热等并发症,应及时处理。

7. 支气管镜除了检查外,可治疗的疾病有哪些?

大叶性肺炎;肺不张;支气管狭窄、软化;气道内异物;出血;气道内肿块、肉芽等增生性病变等。

# 儿童哮喘的治疗

## 哮喘的治疗原则和目标是什么？

哮喘的防治原则：哮喘控制治疗应尽早开始。要坚持长期、持续、规范、个体化治疗原则。治疗包括：①急性发作期：快速缓解症状，如平喘、抗炎治疗；②慢性持续期和临床缓解期：防止症状加重和预防复发，如避免触发因素、抗炎、降低气道高反应性、防止气道重塑，并做好自我管理。

强调基于症状控制的哮喘管理模式，避免治疗不足和治疗过度，治疗过程中遵循"评估—调整治疗—监测"的管理循环，直至停药观察。注重药物治疗和非药物治疗相结合，不可忽视非药物治疗如哮喘防治教育、变应原回避、患儿心理问题的处理、生命治疗的提高、药物经济学等诸方面在哮喘长期管理中的作用。

哮喘是一种慢性气道炎症，目前通过合理的治疗，大部分患儿可以达到临床控制，但并不能治愈。哮喘的治疗目标有：①达到并维持症状的控制；②维持正常活动水平，包括运动能力；③维持肺功能水平尽量接近正常；④预防哮喘急性发作；⑤避免因哮喘药物治疗导致的不良反应；⑥预防哮喘导致的死亡。

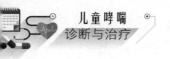

## 治疗哮喘的常用药物包括哪些？

哮喘治疗药物分为控制药物和缓解药物两大类。

1. 控制药物主要包括：

(1) 吸入性糖皮质激素(ICS)：ICS 可以有效控制哮喘症状，但是并不能根治哮喘，通常需要长期、规范使用才能达到良好的控制作用。常用的吸入药物有：布地奈德、丙酸氟替卡松、丙酸倍氯米松。

(2) 长效 $\beta_2$ 受体激动剂(LABA)：吸入剂型包括沙美特罗、福莫特罗，口服剂型包括沙丁胺醇控释片、特布他林控释片、盐酸丙卡特罗和班布特罗。由于福莫特罗起效迅速，也可以按需用于哮喘急性发作的治疗，但应与 ICS 联用。LABA 与 ICS 联合应用，具有协同抗炎和平喘的作用。

(3) 白三烯调节剂：可分为白三烯受体拮抗剂和白三烯合成酶抑制剂，目前儿童应用的主要为白三烯受体拮抗剂(LTRA)孟鲁司特。临床常用的制剂为：孟鲁司特片：≥15 岁，10 mg，每日 1 次；6~14 岁，5 mg，每日 1 次；2~5 岁，4 mg，每日 1 次。孟鲁司特颗粒剂(4 mg)可用于 1 岁以上儿童。

(4) 抗 IgE 抗体：对于 IgE 介导的过敏性哮喘具有较好的疗效。适用于高剂量吸入糖皮质激素和 LABA 哮喘控制不佳的≥6 岁中、重度持续性过敏性哮喘患儿的附加治疗。

2. 缓解药物按需使用，用于快速解除支气管痉挛、缓解症状，常用的有：

(1) 短效 $\beta_2$ 受体激动剂(SABA)：是目前应用最广泛的支气管舒张剂，常用的主要有沙丁胺醇和特布他林。

(2) 吸入抗胆碱能药物：作用比 $\beta_2$ 受体激动剂弱，起效也慢，常用的有异丙托溴铵，常与 $\beta_2$ 受体激动剂合用，使支气管舒张作用增强并持久。

(3) 全身型糖皮质激素：哮喘急性发作时，吸入高剂量糖皮质激素不能缓解症状时，早期加用全身型糖皮质激素可以防止病情加重。常用的有甲泼尼龙、氢化可的松。

(4) 硫酸镁：初始治疗无反应持续低血氧者可考虑静脉用硫酸镁。

(5) 茶碱：由于"治疗窗"较窄，一般不作为首选使用。适用于对于支气管舒张剂和糖皮质激素治疗无反应的重症哮喘。

## 哮喘急性发作怎么办？

哮喘急性发作，需在第一时间内给予及时恰当的治疗，以解除支气管痉挛，缓解气道阻塞症状。那么如何识别哮喘急性发作呢？如果哮喘患儿突然出现咳嗽、喘息、气促、胸闷等症状，或者原有的症状加重，都属于哮喘急性发作。应及时给予吸入性速效 $\beta_2$ 受体激动剂(单剂给药，连用 3 次)，如症状不能

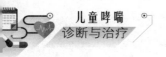

有效缓解或缓解时间短于 4 小时,应及时就医。以下为医院治疗:

1. 氧疗:鼻导管或面罩吸氧,维持血氧饱和度>94％。

2. 吸入速效 $\beta_2$ 受体激动剂:雾化吸入沙丁胺醇或特布他林,第 1 小时可每 20 分钟 1 次。体重≤20 kg,每次 2.5 mg,体重>20 kg,每次 5 mg。

3. 糖皮质激素:雾化吸入布地奈德混悬液 1 mg,每 6～8 小时 1 次。病情严重时,可静脉点滴注射甲泼尼龙 1～2 mg/(kg·次),根据病情可 4～8 小时重复使用。疗程不超过 10 天,可直接停药。

4. 抗胆碱能药物:雾化吸入异丙托溴铵,体重≤20 kg,每次 250 ug,体重>20 kg,每次 500 ug。可加入 $\beta_2$ 受体激动剂联合使用。

5. 硫酸镁:常用剂量为 25～40 mg/(kg·d),分 1～2 次,最大量 2 g/d。加入 10％葡萄糖溶液缓慢静脉滴注(20～60 min),酌情使用 1～3 d。

6. 氨茶碱:治疗窗窄,治疗剂量和中毒剂量接近,一般不推荐静脉使用。适用于对支气管舒张药物和糖皮质激素治疗无反应的重度哮喘。氨茶碱负荷量 4～6 mg/kg(≤250 mg),缓慢静脉滴注 20～30 min,继之根据年龄持续滴注维持剂量 0.7～1 mg/(kg·h)。

7. 辅助机械通气指征:①持续严重的呼吸困难;②呼吸音减低或几乎听不到哮鸣音及呼吸音;③因过度通气和呼吸机疲

劳而使胸廓运动受限;④意识障碍、烦躁或抑制,甚至昏迷;⑤吸氧状态下发绀进行性加重;⑥$PaCO_2 \geqslant 65$ mmHg。

## 药物吸入治疗,如何正确操作?

药物吸入治疗的常用装置有:压力定量气雾剂(pMDI)、pMDI 加储雾罐、干粉吸入剂(DPI)、雾化器。根据患儿的年龄选择不同的吸入装置。患儿能够正确操作吸入装置(吸入技术)和定时定量吸入药物(治疗依从性)是保证疗效的基础。不同的吸入装置,有不同的要求,详见表1。

表1 吸入装置的选择和使用要点

| 吸入装置 | 适用年龄 | 吸入方法 | 注意点 | 易出现的错误 |
|---|---|---|---|---|
| 压力定量气雾剂(pMDI) | >6 岁 | 在按压气雾剂前或同时缓慢地深吸气(30 L/min),随后屏气5~10 s | 吸 ICS 后必须漱口 | 启动与吸入不协调 吸入速度快 吸入前未充分呼气 吸入后未屏气或屏气时间短于 3 s |
| pMDI 加储雾罐 | 各年龄 | 缓慢地深吸气或缓慢潮气量呼吸 | 同上,尽量使用抗静电储雾罐,<4 岁者加面罩 | |

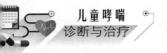

续表

| 吸入装置 | 适用年龄 | 吸入方法 | 注意点 | 易出现的错误 |
|---|---|---|---|---|
| 干粉吸入剂(DPI) | >5 岁 | 快速深吸气(60 L/min) | 吸 ICS 后必须漱口 | 做吸入前的准备时吸嘴朝下<br>做吸入前的准备时晃动吸入装置<br>吸入前向装置内呼气<br>吸入时低头或抬头吸入时未用力吸气<br>吸入初期吸气流速过慢<br>吸入前未充分呼气<br>吸入后未屏气或屏气时间短于 3 s |
| 雾化器 | 各年龄 | 缓慢潮气量呼吸伴间隙深吸气 | 选用合适的口器;如用氧气驱动,流速≥6 L/min;超声雾化器不适用于哮喘治疗 | |

吸入技术的评估分为以下 7 步依次进行:①准备:检查计数器(如有)确认有足够的剩余剂量,以及何时需要更换,摇动吸入装置(如适用,参考制造商的说明);②填装:填装装置以备使用,参考说明书以确认如何填装和重新填装的频率,打开吸入装置或盖子;③呼气:远离吸嘴、尽可能充分呼气;④嘴:将吸嘴含入嘴中并用嘴唇严密包裹;⑤吸气:DPI 应快速用力吸气(2~3 s 内),pMDI/SMI 应缓慢且深地吸气(超过 4~5 s);⑥屏气:将吸入装置从嘴边移开,屏住呼吸 5~10 s,然后缓慢呼气;⑦关闭和

重复:关上吸入装置或合上盖子,必要时重复。

# 雾化吸入和干粉吸入有什么区别？

### 1. 什么是雾化吸入疗法？

雾化吸入治疗是指气溶胶吸入疗法。是用雾化装置将药物分散成微小的雾滴或微粒,使其悬浮于气体中,随呼吸进入呼吸道及肺内,达到清洁气道,湿化气道,局部治疗及全身治疗的目的。雾化吸入疗法起效快,用药少,不良反应小,可以避免或减少注射及口服用药,是儿童支气管哮喘治疗的首选方法。临床上吸入治疗装置较多,不同的雾化吸入装置有不同的原理及影响因素,其适合的年龄段及适应证不同。因此,选择合适的雾化吸入装置对治疗效果很重要。不同的雾化吸入装置,其结构及作用机制也有不同,目前临床常用的种类包括喷射雾化器、干粉吸入器、定量压力气雾剂(pMDI)等。

### 2. 喷射雾化器雾化吸入的特点

喷射雾化器是临床上最常用的气溶胶发生装置之一。以压缩空气或氧气为动力,使用时把药物稀释到合适浓度后放入储物池,一端连接喷射式雾化器或氧气,另一端连接面罩,打开机器或氧气即可进行雾化治疗。用氧气作为动力时,常用流量为 $6\sim8$ L/min,产生的微粒直径在 $2\sim4$ $\mu$m,雾粒在肺内沉积约 $10\%$。可联合多种药物喷雾,较少需要患儿呼吸协调动作,各年龄段均可使用,且无需氟利昂作为助推剂,携带方便、易操作。

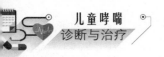
但缺点是雾化器易污染而导致交叉感染、吸入药物有一定浪费、治疗时间较长等。

**3. 雾化吸入有哪些注意事项?**

在给予雾化吸入过程中,需注意以下事项:①雾化器设备选择:根据儿童支气管发育特点,雾化器选择时需注意喷出药物颗粒直径在 $1\sim5\ \mu m$,这样可较好保证药物吸入气道,然后起到抗炎、平喘作用。②雾化吸入后要注意颜面部及口腔清洁,雾化后注意洁面清洗颜面部,漱口清除口腔药物残留。③雾化管路清洗:每次雾化后注意用清水冲洗雾化杯、雾化面罩,自然晾干,避免用洗碗巾等局部擦洗等。

**4. 干粉吸入器有哪些不同?**

干粉吸入器是利用吸气时所产生的气流将药物微粒送入气道,不需要吸气与手控的协调。优点是装置小,使用快捷,携带方便,操作更容易,吸气启动无需抛射剂,可使用纯药物。不足的是治疗效果与吸药速度有关,需在专业医务人员指导后用药,患儿需要反复学习和练习,学会正确的吸入方法,有年龄的限制,低龄患儿无法使用。目前临床常用的是准纳器和都保。都保是一种多剂量干粉吸入装置,常用的有普米克都保(布地奈德)、信必可都保(布地奈德-福莫特罗),适用于 5 岁以上的患儿。准纳器是鱼嘴样形状,其中含丙酸氟替卡松和沙美特罗(舒利迭),舒利迭的每个剂量单位都经过单独包装并密封,准纳器上的计数窗可准确提示患儿所剩余的吸药次数,适用于 4 岁以上患儿。

# 脱敏治疗是什么？ ◯━━

**1. 什么是脱敏治疗？**

脱敏治疗又叫特异性免疫治疗，是指针对引起过敏性疾病的过敏物质的治疗方式。在临床上确定过敏性疾病患儿的过敏原后，将主要过敏原(比如尘螨)的蛋白提取物，做成疫苗类似的生物制剂，通过反复注射或者其他途径给到体内，特殊制剂的浓度是由低到高，剂量由小到大规律应用，进而达到治疗的效果，让患儿对过敏原慢慢产生耐受。接受脱敏治疗的患儿，以后再次接触这种过敏原会有比较高的耐受，不再产生过敏反应，或症状明显减轻。

**2. 为什么要进行脱敏治疗？**

过敏性疾病，如鼻炎、特异性皮炎、哮喘是一类反复发作、难以治愈的疾病，其最常用治疗方法是对症用药，虽然可以暂时缓解症状，但并不能根治。目前脱敏治疗是对过敏性疾病进行病因治疗的最直接的方法，已被证明可以阻止原有过敏原的加重，防止新的过敏原产生，防止过敏性鼻炎进展为哮喘，治疗结束后的数年内仍有长期疗效，可能达到治愈哮喘的唯一方法。

**3. 脱敏治疗可以选择的方法及用药**

脱敏治疗有多种方法，最常用是皮下注射和舌下含服。皮下注射脱敏治疗有效率大于舌下含服；但在安全性上，舌下含服优于皮下注射。目前国内标准化的皮下注射脱敏治疗制剂有屋

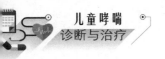

尘螨、粉尘螨双螨制剂;屋尘螨单螨制剂。舌下含服标准化制剂是粉尘螨滴剂。

**4. 脱敏治疗的过程**

首先,医生会对患儿进行皮内试验,明确主要过敏原。常规皮下脱敏治疗过程为 3 年及以上,开始每周注射逐量增加的过敏原剂量,常在 4～6 个月后达最大耐受量,以后每隔 4～6 周皮下注射最高浓度维持量,最明显的过敏症状改善在第 2 年。舌下脱敏相比简单,14 岁之内的儿童初始治疗粉尘螨滴剂 1～3 号,4 号维持,一般在第 1 次治疗及 4 号开始治疗时需要医护人员留观半小时,建立随访卡后,其余治疗即在家遵医嘱用药定期随访就可以了。根据国内目前状况,建议治疗疗程至少 3 年以上。

**5. 脱敏治疗是安全的吗?**

脱敏治疗常常是安全的。但因其含有引起过敏反应的物质,可能会出现过敏反应。皮下脱敏常见的有局部皮肤红、肿、痒等,多在 4～8 小时消失。全身反应极少发生,如打喷嚏、鼻塞、荨麻疹等,极严重者可出现喉梗阻、过敏性休克等,需在医护人员的密切监护下进行。而舌下脱敏相对安全性高,常见不良反应:为口舌发麻、局部皮疹、腹泻等,一般比较轻,无需特殊处理,1 周内可自行缓解。

**6. 脱敏治疗有什么益处?**

(1) 能明显改善鼻部、眼睛、皮肤、肺部的过敏症状,持续有效。

(2) 能明显减少激素等药物的使用,可避免药物的不良反应。

（3）可以预防过敏性鼻炎发展成哮喘；预防哮喘的加重。

（4）预防对新过敏原反应。

## 哮喘有哪些新的治疗方法？

重组人源化抗 IgE 单克隆抗体是全球第一个治疗哮喘的生物靶向药物，在临床应用 10 余年。适用于血清 IgE 升高、使用高剂量 ICS/LABA 仍无法有效控制症状的≥6 岁中重度过敏性哮喘患儿。临床实践显示，抗 IgE 单克隆抗体对于哮喘合并过敏性鼻炎、慢性荨麻疹、特应性皮炎、食物过敏等有较好临床疗效，能显著减少哮喘患儿的急性发作次数，改善哮喘患儿的症状及生活质量，减少糖皮质激素的用量等，同时使用安全。

## 怎样评价哮喘是否好转？

哮喘患儿经过药物治疗后，可以通过症状和肺功能两个方面来评估哮喘是否好转。正规抗哮喘治疗 1～3 月可以通过评估患儿哮喘控制情况，如有无日间症状、夜间症状、因哮喘出现活动受限、使用缓解药物等来评估哮喘是否好转。肺通气功能测定是评估哮喘好转的客观指标。另外，还可以使用一些哮喘控制评估工具，如儿童哮喘控制测试（childhood asthma control test，C-CAT）、儿童呼吸和哮喘控制测试（test for respiratory

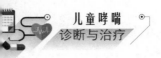

and asthma control in kids, TRACK)等来评估哮喘是否得到控制。

## 哮喘临床缓解期如何监测？

哮喘临床缓解期应当加强医患双相交流,共同制订药物干预策略,定期监测哮喘控制情况及药物的不良反应,这个监测过程是一个持续循环过程,要一直持续到患儿停药观察。在哮喘临床缓解期患儿需了解哮喘药物特点、吸入装置的使用方法、不良反应的预防和处理对策。对哮喘控制进行自我监测,学会记录哮喘日记,掌握儿童哮喘控制评估工具如 C-CAT 和 TRACK等。医生通过问诊和患儿的自我监测评估结果,结合肺功能结果,指导或调整药物的使用。

# 中医治疗儿童哮喘

中医对哮喘的认识

在中医学中，本病属于哮喘或哮病。早在《黄帝内经》即有记载，如《素问·通评虚实论》云："乳子中风热，喘鸣肩息"描述了小儿哮鸣的病因与症候。汉代张仲景《伤寒杂病论》阐述了喉间哮鸣有声、不能平卧的发病特点，所制小青龙汤，越婢加半夏汤等，迄今仍为临床所常用。唐宋时期，《普济本事方》根据哮和嗽的特点，称之为哮嗽，对本病的临床症候及方药治疗都进一步认识。金元时期《丹溪心法》将哮喘独立成篇，并提出"未发以扶正气为主，既发以攻邪气为急"的观点，对后世有较大影响。明代戴原礼就本病病因，明确提出"宿根"之说。清代对哮病的认识有更大进展，李用粹将其概括为："内有壅塞之气，外有非时之感，膈有胶固之痰"，创制五虎汤治疗急性哮喘发作期。《医宗金鉴》将其分为寒、热、虚、实四类。

哮喘的防治仅用西医或中医都有其局限性，中西医结合才可能更有利于儿童哮喘的防治。支气管哮喘在中医属于"哮证""齁喘""吼喘"范畴，哮指声响言，喘指气息言，哮必兼喘，故称哮喘。中医学认为其发病机制有内外因之分，外因为外邪（病毒、细菌等），接触异物异味（过敏原）及嗜食咸酸、活动过度或情绪

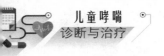

激动等,内因为肺脾肾三脏不足,痰饮留伏肺窍,成为哮喘之根本。

## 中医治疗哮喘有哪些优势?

(1) 中医以阴阳五行理论为指导,可以在哮喘不同时期发挥整体辨证施治优势,急性发作期当攻邪以治其标,分辨寒热虚实而随证施治;慢性持续期当标本兼治,以祛邪扶正、化痰平喘、补肺健脾益肾为治则;临床缓解期当扶正以治其本,以补肺健脾益肾为主,调其肺脾肾等脏腑功能,去除生痰之因,可以为不同时期哮喘患儿进行个体化治疗;

(2) 大部分中药复方制剂具有多点靶位、作用广泛、耐药性少的特点,既保证疗效,又兼顾到治疗可能带来的不良反应;

(3) 中医药可以调理体质,降低反复感染、二重感染等糖皮质激素并发症的发生率,根据同一患儿在不同时期疾病的发生发展变化特点及不同患儿间的体质、生活习惯、禀赋等特点,制订出整体化、个性化全面的诊疗方案,以达到标本兼顾,扶正祛邪而不伤正的治疗作用;

(4) "冬病夏治"也是中医治疗哮喘的优势之一。三伏天"敷贴"治疗,中药更能刺激穴位,渗透皮肤,起到疏通经络、调节脏腑、治病强身的作用。同时还可结合针灸、推拿等多种治疗方案,全方位、多角度、最大限度地发挥人体免疫调节潜力。

从整体来看,中医治疗哮喘可以针对患儿不同疾病时期所具有的特点,以阴阳五行理论指导,发挥"整体辨证"优势,通过调节人体阴阳、气血、脏腑功能,解决不同阶段疾病所表现出来的问题。其注重患儿的体质差异,安全、有效,且个性化。中西医发挥各自的优势,共同为哮喘患儿的控制贡献力量。

## 儿童哮喘中、西医如何分期?

中医主要分为发作期和稳定期;西医主要分为急性发作期、慢性持续期和临床缓解期。

## 中医认为儿童哮喘有哪些表现?

发作前可能会有打喷嚏、流涕、胸闷,发作时可有喘息、胸闷,严重者可表现为呼吸困难、面色苍白、烦躁不安、全身冷汗等,部分孩子还伴有发热、咳嗽咳痰等症状。发作一般几分钟至几小时,可自行缓解,或治疗后缓解,但易反复发作,尤其在清晨及夜间。

## 中医认为儿童为什么发生哮喘,在哪些季节容易出现?

中医认为小儿生理特点"脏腑娇嫩,形气未充",病理特点

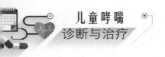

"发病容易,传变迅速"都决定了哮喘的易感性。哮喘发作有明显的季节性,多在春秋气候多变时发病。中医认为哮喘的发作是外因(环境因素)作用于内因(遗传因素)的结果。

## 中医认为有哪些体质因素可以导致哮喘?

中医对体质的论述起源于《黄帝内经》,按人性格、心理、精神在生理范围内的偏阴偏阳,认为"盖有太阴之人,少阴之人,太阳之人,少阳之人,阴阳平和之人。凡五人者其态不同,其筋骨气血各不等"。现代中医学研究将中医体质分为九种基本类型:阴虚质、阳虚质、气虚质、湿热质、痰湿质等。据报道,在肥胖儿童中,哮喘的患病率也明显增加。其中,儿童的 BMI 值越高,则其发生哮喘的风险也越高。充分把握体质的个体化差异,疾病或致病因子易感性,因人而异地辨析病机趋向和病势发展,运用"因人制宜"理论来辨证论治。

## 中医如何防治哮喘?

中医认为小儿哮喘反复发作,缠绵难愈的主要原因是病有"宿根",与小儿肺、脾、肾三脏不足,痰饮内伏的特殊体质有关。"宿根"的形成是由于脏腑阴阳失调,肺脾肾三脏功能不足,致津液的运化失常,聚集成痰,致痰饮内伏。本病中医治疗发时治标祛邪,缓解时扶正固本,予以补肺、健脾、补肾,补虚固本预防复发为目的。有研究中药复方可以提高缓解期的哮喘患儿的免疫功能,促进 Th1/Th2 的平衡,改善肺功能减少和预防哮喘的发生。也有实验研究发现中药复方可以调节哮喘模型小鼠 IFN-γ、IL-4 水平,改善气道炎症,抑制气道重建。

## 儿童哮喘中医为什么要一治到底?

中医认为"哮有宿根",哮喘治疗若不一治到底,则会留有宿根在儿童体内,一遇诱发因素极易发作。因此在儿童时期若不能得到及时诊治,到儿童成年后就可能成为其一生的痼疾。

## 儿童哮喘中医是否可以根治?

家长要有信心,坚持治疗,积极配合,大部分哮喘是可以治愈的。哮喘会随孩子年龄增长而得到改善,许多孩子在成年后哮喘症状就会消失,但也有部分孩子在长大后仍会有哮喘。这与孩子的起病年龄、病情严重程度、病程长短、治疗是否及时得当以及个人和家族过敏史有关。中医治疗也存在经久难愈,痼疾缠绵,临床治愈不一定不反复。

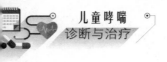
## 中医认为夏季遇冷哮喘发作时有什么注意事项？

哮喘患儿遇到冷空气、摄入冷饮后都会促使哮喘发作。因此，夏季室内空调温度不宜过低，不要让患儿正对空调出风口。尽量少让患儿吃冷饮，"冷"对于哮喘患儿也是一种过敏原。空调房也应当注意通风及打扫，空调机内存积的灰尘和病毒也可能诱发哮喘。

## 中医如何做好哮喘患儿的家庭护理？

冷热不均是哮喘的主要诱发因素。虽然哮喘怕着凉，但给患儿穿衣服也不宜过厚，衣服过厚患儿容易出汗后引发感冒。患儿成长的主要环境就是家庭，家庭护理对于哮喘患儿的早期防治十分重要。首先要尽量避免接触可能诱发哮喘的过敏原，以及感冒、剧烈运动等因素，定期开窗通风，保持室内空气流通。同时密切关注患儿的哮喘情况，当患儿症状有所改变时要及时告知医生。要在医生的指导下，坚持给患儿正确用药，并且定期复查治疗后的各项指标。此外，也要让患儿多参加体育锻炼，增强体质，但要避免剧烈运动。

## 中医治疗哮喘有哪些误区？

　　家长们对哮喘的认识存在一些误区，比如：发病时需要治疗，缓解后就不需要再治疗了；感冒的时候喘，不感冒时就不喘，所以只要预防感冒就不会喘了；还有一些家长认为，孩子小时候抵抗力低下，长大后抵抗力增强自然就不会喘了；还有一些家长认为哮喘用纯中药治疗能够除根，不需要用西药治疗，等等。

## 中医"冬病夏治"对儿童哮喘有何作用？

　　中医"冬病夏治"穴位敷贴疗法治疗哮喘是我国传统医学特色疗法，具有简、便、廉、验，疗效确切的特点。是根据《素问·四气调神论》中"春夏养阳"及《素问·六节脏象论》中"长夏胜冬"的理论基础发展而来的中医养生治病指导思想，是对于一些在冬季容易发生或加重的疾病，在夏季给予针对性治疗，提高机体抗病能力，从而使冬季易发生或加重的哮喘病症减轻或消失，是中医学"天人合一"的整体观和"未病先防"的疾病预防观的具体运用。穴位敷贴，有独特"治未病"作用，且无疼痛无创伤，不良反应小。敷贴疗法药物经透皮吸收后直接进入体内，避免肝脏的"首过效应"，同时可以避免药物在胃肠道的破坏，引起血药浓度的变化。

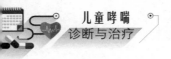
## 中医"冬病夏治"有哪些药物和方法？

穴位贴敷的药物大多选用辛香走窜的白芥子、细辛、延胡索、甘遂、白芷、黄芩、麻黄、麝香、冰片等组成。药贴的运用有药粉贴、磁药贴、膏药贴、涂抹剂、少数民族药贴、中低频电疗。将中药药材简单加工，直接作用于皮肤，利用激发穴位经气、扶正祛邪的目的，减少患儿哮喘慢性疾病复发，增强患儿防病抗病能力。

# 哮喘患儿的家庭护理

## 如何预防哮喘发作？

1. **什么是哮喘急性发作？**

哮喘患儿突然发生喘息、咳嗽、气促、胸闷等症状，或原有症状急剧加重，称为哮喘急性发作。

2. **儿童哮喘急性发作的诱发因素**

(1) 感染诱发性哮喘：多数为呼吸道病毒感染引起，是年幼患儿哮喘发作的最主要的诱发因素。

(2) 过敏性哮喘：儿童接触过敏原诱发的哮喘。

(3) 运动性哮喘：运动后发生的急性、暂时性支气管痉挛和气道阻力增高的病理状态。

(4) 肥胖性哮喘：体重控制不当引起过度肥胖导致的哮喘。

(5) 药物诱发性哮喘：用某些药物引起的哮喘发作（儿童较为少见）。

3. **预防哮喘急性发作的原则是什么？**

哮喘控制治疗尽早开始，坚持长期、持续、规范、个体化治疗。同时进行环境控制，及时处理并存症。

4. **如何避免感染诱发哮喘急性发作？**

勤洗手。非必要不去人群聚集的公共场所，如必须去人群

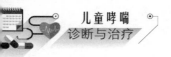

聚集的公共场所,佩戴口罩。

5. 如何避免过敏原诱发哮喘急性发作?

(1) 避免接触过敏原。

室内过敏原主要是尘螨,尽可能较少使用会储留尘螨的靠垫、毛毯、被子、枕头等,选用织物孔径为 5.9 μm 的防尘螨寝具可有效降低尘螨暴露水平。建议 1~2 周对床单、床垫及所有毯子进行清洗,对床上用品及衣物清洗后进行烘干或蒸汽处理可以杀死尘螨。

室外过敏原主要是花粉。在气传花粉授粉的季节,中午和下午处于全天的峰值,因此在此时间段内应避免室外活动并保持门窗关闭。对于不得不外出活动的花粉症患儿,建议佩戴口罩;应用花粉阻隔剂(涂抹在鼻腔黏膜中,相当于戴了一个隐形口罩);及时鼻腔冲洗。外出归来时需要更换衣物洗头洗澡,避免花粉沉积在家中。家中用高滤过性空气净化器或空调。

(2) 食物过敏原回避。明确诊断为食物过敏的儿童,尤其是严重过敏者需要严格避食。除致敏食物外,还包括含有致敏食物成分的各种加工品。对于致敏食物,除避免口服外,还包括避免皮肤、角膜和鼻腔黏膜接触等。

6. 如何避免运动诱发哮喘急性发作?

运动时机选择在哮喘控制良好的情况进行。规律使用吸入性糖皮质激素可减少运动诱发的哮喘发作。运动前可先进行 15 min 的低强度活动进行热身。尽量在适宜的气候条件下运动。在室外运动时,避免吸入寒冷和干燥空气。天气寒冷时建议在室内运动,在室外时可戴口罩或用薄围巾遮住口鼻。若对含氯消毒液敏感,应避免在有含氯消毒液的游泳馆游泳。有呼吸道感染时,应限制运动。

7. 如何避免药物诱发哮喘急性发作?

(1) 坚持规范使用糖皮质激素等哮喘控制药物使哮喘达到并维持良好控制,是预防哮喘急性发作的前提和关键。

(2) 掌握正确的吸入装置使用方法,并确保良好的用药依从性。

(3) 遵医嘱使用短效 β2 受体激动剂,单独使用或过度使用会增加哮喘严重发作。

# 如何增强患儿抵抗力?

## 1. 哮喘患儿饮食配餐原则

哮喘患儿合理进行营养配餐,对疾病的防御和治疗非常重要。

(1) 三大营养素的合理搭配:首先要保证总能量的摄入,能量来源分别为碳水化合物占 55%～65%、脂肪占 25%～30%、蛋白质占 12%～14%,其中学龄前期的碳水化合物占 50%～60%,脂肪占 35%～40%,蛋白质占 14%～15%。

(2) 碳水化合物要以谷、薯类为主,要粗细搭配,要多进食富含维生素矿物质的蔬菜水果,及富含膳食纤维及低聚糖的食物如:粗粮、柑橘、苹果、香蕉、洋白菜、蚕豆等,除了能修复因喘息而受到损害的肺泡,提高免疫功能外,还有利于促进排便,防止

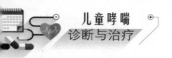

肥胖,促进肠道益生菌生长。

（3）脂类选择中要注意烹调油每天控制在 25～30 克,应选择富含必需脂肪酸的食物。

（4）蛋白质要以进食富含优质蛋白的食物为主,如奶类、蛋类、鱼类。

### 2.哮喘患儿蛋白质过敏怎么办?

哮喘患儿对蛋白质选择有矛盾之处,优质蛋白分子量偏小,对于致敏机体容易诱发免疫反应,应在机体处于高敏状态时尽量避免摄入过多的小分子动物蛋白。但是,优质蛋白是合成免疫物质的有效物质,是机体免疫不可缺少的,故在机体处于相对安全期哮喘缓解期可适量摄入,并进行过敏原筛查,找出引起过敏的蛋白质,避免摄入该蛋白质,并不影响其他优质蛋白的补充。

### 3.哮喘患儿可以运动吗?

哮喘控制良好的患儿可以正常运动。通过规律的运动,可以增加患儿的耐力、提高患儿的心肺功能,最终改善哮喘症状,提高患儿的生活质量。缺乏运动可以导致肺功能的进一步下降。

### 4.哮喘患儿如何运动?

学龄前期至青春期患儿的运动方案如下:

（1）频率:每周 3～5 天,每日运动最佳。

（2）强度:中等强度(显著增加呼吸、排汗和心率活动)至高强度(急剧增加呼吸、排汗和心率活动)。

（3）时间:每天 20～60 分钟的持续或间歇运动。

（4）项目:步行、跑步、游泳、自行车、瑜伽等。

（5）美国运动医学会指南特别强调，步行是哮喘患儿首选的运动方式。

5. 中医疗法是否可以增加哮喘患儿抵抗力？

中国推拿作为祖国医学重要部分之一，以推、揉、捏等手法为主来刺激患儿的穴位及经络，从而起到疏通经络、化瘀活血的作用，促使痰液有效外排，从而增强哮喘患儿机体抵抗力。

6. 充足睡眠是否能增强哮喘儿童的抵抗力？

人体在正常情况下，能对侵入的各种抗原物质产生抗体，并通过免疫反应而将其清除，保护人体健康。睡眠能增强机体产生抗体的能力，从而增强机体的抵抗力；同时，睡眠还可以使各组织器官自我康复加快。

# 哮喘患儿能注射疫苗吗？

1. 哮喘患儿接种疫苗的重要性及可行性

哮喘患儿往往易患感染性疾病，而呼吸道感染是使哮喘患儿病情反复或加重的重要诱因。哮喘患儿家长常常对自己孩子接种各类疫苗比如流感疫苗、肺炎链球菌疫苗、新冠病毒疫苗有深深的顾虑，事实上多个国家的预防接种指南都建议慢性呼吸道疾病患儿接种肺炎球菌疫苗，美国免疫实施咨询委员会（ACIP）也推荐哮喘患儿接种肺炎球菌疫苗。美国哮喘诊断与治疗专家组、ACIP 和美国儿科学会分别在 1997 年和 2000 年的国家哮喘教育与防治工程和流感预防与控制报道中倡导哮喘患儿

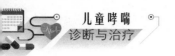

每年接种 1 次流感疫苗。我国儿童新冠病毒疫苗接种指南明确指出,哮喘不是新冠病毒疫苗接种的禁忌,我国已经批准 3～17 岁儿童紧急使用新冠病毒灭活疫苗,实现 70％～85％以上人群主动免疫形成免疫屏障,儿童和青少年预防接种是必不可少的重要环节。

2. **哮喘患儿预防接种建议**

我国支气管哮喘与预防接种的专家共识指出,哮喘不是预防接种的禁忌。在哮喘的缓解期(长期维持吸入哮喘药物包括低剂量吸入型糖皮质激素)且健康情况较好时应按免疫规划程序进行预防接种。在哮喘急性发作(出现喘息、咳嗽、气促、胸闷等症状),尤其是全身应用糖皮质激素时(包括口服和静脉给药)应暂缓接种。根据 ACIP 的建议,停止全身应用糖皮质激素 1 个月,可正常接种。

3. **哮喘患儿预防接种几点说明**

既往麻疹—流行性腮腺炎—风疹疫苗(MMR)来自鸡胚,对蛋类食物过敏的哮喘患儿,接种 MMR 有发生严重过敏反应的风险。目前 MMR 疫苗来自鸡胚成纤维细胞,发生不良反应的风险明显降低,如对蛋类严重过敏的哮喘患儿,可在有抢救设备的场所和医务人员的监护下接种。

流感疫苗中的卵蛋白含量最高不超过 140 ng/ml。国外学者对于鸡蛋过敏者接种灭活流感疫苗(IIV)或减毒活流感疫苗(LAIV)的研究表明未见发生严重过敏反应。美国 ACIP 自 2016 年以来开始建议对鸡蛋过敏者亦可接种流感疫苗。《中华人民共和国药典》(2015 版和 2020 版)均未将对鸡蛋过敏者作为接种流感疫苗的禁忌,因此可以在有抢救设备的场所和医务人员的监护下接种流感疫苗。

## 哮喘患儿的饮食需要注意哪些？

### 1. 哮喘患儿饮食营养总体原则

哮喘患儿的饮食宜清淡、易消化,不宜过饱饮食,避免致敏食物,减少刺激;保证各种营养素摄入充足与均衡,以提升机体免疫力,避免上呼吸道感染诱发哮喘发作。

### 2. 哮喘患儿饮食宜忌

(1) 宜适当补充优质蛋白质。哮喘患儿应补充足够的优质蛋白质,如牛奶、鸡蛋等,以满足疾病恢复及生长发育需要,但需明确过敏原,避免致敏食物,且不宜过量食用高蛋白食物,以免在肠道内未能分解的蛋白胨吸收后导致过敏或诱发哮喘。

(2) 宜增加维生素摄入。蔬菜、水果、含钙食物对哮喘有利。钙可以增强支气管的抗过敏能力,蔬菜水果中含有的 β-胡萝卜素、维生素 C、E 及微量元素硒等营养素可增加抗氧化力,清除氧自由基,减少氧自由基对组织的损伤,可使哮喘发作次数减少,通气量增加。

(3) 宜营养均衡。蛋白质、碳水化合物、脂肪这三大营养物质宜搭配适当,同时注意补充微量元素及维生素,以调节免疫功能,避免感染等诱发因素。

(4) 忌食过甜、过咸、油腻食物。过甜、过咸食物可生痰热,

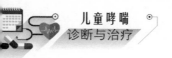

并刺激气道,易于诱发哮喘发作;脂质物质可以影响哮喘患儿的气体交换,油腻食物可以增加气道反应性,应尽量减少摄入。

（5）忌刺激性和产气食物。辣椒、花椒、芥末等刺激性食物,可能诱发气道痉挛;哮喘患儿还应尽量避免摄入产气食物,减少刺激。

（6）忌冷饮。哮喘患儿的气道处于高反应性状态,冷刺激往往可诱发气道痉挛,引起哮喘发作。

### 3. 哮喘发作期的饮食原则

（1）充足的热能。哮喘状态的消耗需求量较常增加,可根据患儿年龄、体重等具体情况制订供给标准,症状严重影响进食时,可辅以静脉营养。

（2）注意补充水分。哮喘发作期,尤其是严重发作或持续状态时,可加速体内水分的丢失,易使痰液黏稠不易咳出。及时补充水分,适当增加液体摄入量,可纠正或防止失水,同时利于痰液排出。

（3）给予营养丰富、高维生素、清淡饮食,多吃水果和蔬菜,保证优质蛋白摄入,避免食用鱼、虾等可能诱发哮喘的食物。

（4）少量多餐。过饱饮食的机械压迫,可使膈肌上升致肺容量减少,从而加重呼吸困难,因此应避免进食过饱;少食多餐亦可并避免因咳嗽、呕吐而导致误吸。

（5）膳食性质:在哮喘发作期可给予半流质或软质饮食,可减轻胃肠道负担,利于促进患儿康复。

### 4. 养成良好的饮食习惯

养成不挑食的饮食习惯,肉类、蔬菜水果合理搭配,控制零食摄入,减少添加剂、防腐剂等刺激因素。家长注意合理喂养,根据需求及时有序添加辅食。

### 5. 婴幼儿建议母乳喂养

母乳中的免疫球蛋白 IgA 性质稳定,可防止过敏原从肠道黏膜吸收。母乳中还含有乳铁蛋白、溶菌酶、其他酶类、补体和巨噬细胞等,较早地为婴儿提供了足量的免疫物质,可降低感染发生率。

## 有哮喘患儿的家庭在布置新居时要注意什么?

### 1. 哮喘患儿的居住环境要求

居住环境也是影响儿童哮喘发生发展一大重要因素。通风、保持室内清洁干燥,控制温湿度,温度体感适宜即可,不宜过冷过热,室内湿度保持在 50%～60%。减少各种刺激性气味,如消毒水、香水、油烟、油漆等,提倡使用环保装涂材料,花粉季节应关闭门窗,减少变应原的接触。被动吸烟是导致哮喘发生的重要危险因素之一,香烟烟雾中含有多种有害的化学物质,儿童与之接触后会增加急性呼吸道感染的风险,同时可导致哮喘发病率的增加。

### 2. 家具及床铺的合理选择与放置

新居布置时应注意避免家具过于拥挤,摆放大件家具注意不要挡住通风口,合理放置。布艺用品、绒毛羽毛制品极易滋生尘螨,沙发及弹簧床垫通过坐卧弹力作用,会将附着的尘螨弹射

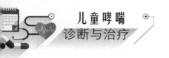

播散到空气中,易诱发哮喘。因此,家具与床品需选择合适的材质,如尽量不要选择布艺沙发、不铺设地毯,避免用动物羽毛类装填枕芯、被芯等;床铺不应铺草垫,不要以毛毯或毛绒盖被作为卧具等。

另外,要保持清洁,定期清理。被褥、枕头需经常阳光下晾晒,被套、床单等床上用品至少每周清洗一次,窗帘的拉动也可使灰尘播散,应增加清洗频次,避免使用绒毛材质的窗帘。有条件者可定期进行专业除螨。

### 3. 装饰与花草绿植可以摆放吗?

居室内放置绿色植物可以美化环境、净化空气、清除甲醛等有害物质,但是哮喘患儿的居住环境中,尤其是卧室,不宜放置花草植物,特别是易产生毛絮、花粉、特殊气味的植物或鲜花,是诱发哮喘的危险因素。需尽量减少居室内可存污藏垢的装饰品,墙壁上的壁挂、镜框等装饰要定期清洁,以免灰尘积聚滋生尘螨、真菌孢子等。

### 4. 哮喘患儿可以养宠物吗?

宠物的毛发、皮屑以及分泌物等可增加空气中的变应原含量,引起气道痉挛和炎症发生,因此不建议将宠物放在居室内饲养,不接触皮毛宠物,或戴口罩。另外,哮喘患儿,原则上不宜使用布制或毛制的各种玩具。

### 5. 空调的正确使用

有研究认为使用空调是哮喘发病的危险因素。在使用空调的过程中,房间处在一个相对密闭的状态,空气不流通,缺乏新鲜空气,供氧量不足,这些因素有利于房间形成潮湿的环境,而室内尘螨和真菌会在潮湿的环境中大量繁殖,从而引起哮喘的发生。因此在使用空调过程中需避免以上情况,并注意空调的清洁。

### 6. 新居清洁需注意

新居进行清洁整理时,注意保持通风,可进行湿式清扫,尽量减少灰尘飞扬,哮喘患儿最好离开现场,避免吸入气道。新居装修好需经一段时间充分通风换气后方可入住,保证空气质量,冬日或不适宜过多开窗通风时,可借助空气净化器,起到一定净化作用。

# 哮喘的常见误区

## 儿童哮喘能根治吗？

哮喘能治愈吗？回答这个问题前，我们首先要了解什么是哮喘？哮喘是一种以慢性气道炎症和气道高反应性为特征的异质性疾病，以反复发作的喘息、咳嗽、气促、胸闷为主要临床表现，常在夜间和(或)凌晨发作或加剧。呼吸道症状的具体表现形式和严重程度具有随时间而变化的特点，并常伴有可逆性呼气气流受限和阻塞性通气功能障碍。

目前主要认为，免疫机制、神经调节机制和遗传机制等多种机制共同参与了气道炎症的启动、慢性炎症持续过程及气道重塑。影响儿童哮喘发生、发展和发作严重程度的危险因素较为复杂，例如存在个人过敏史、哮喘家族史、特应性皮炎和(或)过敏性鼻炎、早期变应原致敏、血 IgE 水平升高、空气污染物、烟雾、肥胖等。但遗憾的是哮喘的发病机制至今尚未完全明确，所以目前尚无完全根治的方法。因此从专业医学角度讲，成人哮喘是不能治愈的，更不可能自愈。对于儿童来说，随着年龄增长，儿童气道逐渐发育成熟和完善。部分哮喘患儿到青春期后，即使有轻微的气道炎症，也不再容易引起哮喘发作，表现为自然缓解，达到临床治愈。但这并不等于儿童哮喘可以不经治疗便可自愈。哮喘管理的长期目标:①达到并维持症状的控制;②维持正常活动水平,包括运动能力;③维持肺功能水平尽量接近正常;④预防哮喘急性发作;⑤避免因哮喘药物治疗导致的不良反应;⑥预防哮喘导致的死亡。只有通过有效的哮喘防治教育与管理,建立良好的医患伙伴关系,才可以达到哮喘临床长期控制不复发的目标,哮喘患儿才有可能到青春期后临床治愈。

## 哮喘不发作还需要每天用药吗？

对于哮喘诊断明确,接受规范化治疗哮喘达到并维持良好控制状态,呼吸专科医师仍然会建议孩子长期规范化治疗。那么有些家长就提出疑问,为什么我孩子平常吃得好睡得香,也没有什么症状,最多只是在感冒后或季节交替或剧烈运动的时候会发作喘息,但做做雾化或挂两天消炎药就好了,又不是天天咳天天喘,为什么要每天用药呀？而且医生跟我们开的都是激素类药物,我们孩子长期用激素会发胖长不高的！有这种想法的家长不在少数,所以一部分哮喘的孩子经规范化治疗哮喘不发作后家长就自行停药,导致孩子哮喘反复发作,不光损伤孩子的身心健康,还加重了家庭的经济负担和家长的工作压力。

如何解除哮喘患儿家长这种疑虑呢？我们首先要了解哮喘是一种以慢性气道炎症和气道高反应性为特征的异质性疾病,

呼吸道症状的具体表现形式和严重程度具有随时间而变化的特点,并常伴有可逆性的呼气气流受限。典型哮喘的呼吸道症状具有以下特征:

(1) 诱因多样性:常有上呼吸道感染、变应原暴露、剧烈运动、大笑、哭闹、气候变化等诱因;

(2) 反复发作性:当遇到诱因时突然发作或呈发作性加重;

(3) 时间节律性:常在夜间及凌晨发作或加重;

(4) 季节性:常在秋冬季节或换季时发作或加重;

(5) 可逆性:平喘药通常能够缓解症状,可有明显的缓解期。

也正因为具有以上的这些特征,哮喘并不会天天都有症状,甚至有时候因为症状轻微,无需用药症状也能自行缓解,致使有些家长觉得没有必要长期用药。但是一定要强调的是并不是只有严重哮喘才会产生不良后果,即使是轻症的哮喘,长期的反复发作也会引起气道重塑,导致肺功能发生不可逆损害;另外,当遇到诱发因素时,一次急性发作也有可能会危及孩子的生命。轻度哮喘往往因为发作程度较轻、症状不明显,而得不到家长甚至是临床医师的重视。我们哮喘专科医师常常把哮喘比作成一座冰山,海面上浮出的冰山一角代表咳嗽、喘息、气促、胸闷等哮喘临床表现,埋藏在海面下的巨大冰体代表了早于喘息发生的慢性气道炎症,这种慢性气道炎症往往是看不见摸不着,只能通过肺功能等专科检查手段才能检测出来。哮喘症状只是冰山一角,海面下潜伏着的慢性气道炎症才是哮喘的根本原因。哮喘急性发作缓解过后没有持续的症状,但气道慢性炎症仍可持续存在,因此需要长期控制治疗,哮喘控制不仅是哮喘症状控制,更需要管理潜伏在症状下的慢性炎症。控制这种气道慢性炎症最有效的治疗方法是吸入糖皮质激素,而且哮喘病史的严重程度并非是一成不变的,会随时间变化、危险因素暴露及患儿机体免疫状态改变而不同。所以,即使哮喘控制良好的哮喘患儿,仍然存在哮喘发作的风险。全球哮喘防治创议(GINA)指出哮喘长期治疗过程中需定期复诊,遵循"评估—调整治疗—检测"的管理循环,根据病情严重程度和控制情况对治疗方案进行调整,以期达到哮喘临床长期控制不发作的目标。

## 长期吸入激素会影响孩子长高或生长发育吗?

哮喘的发病机制至今仍未完全明确,所以目前尚无根治的方法。但它是一种以慢性气道炎症和气道高反应性为特征的异质性疾病,这个观点已在全世界研究者中达成共识。因此抗炎治疗是控制哮喘的关键,需要每日用药并且长期使用。吸入糖皮质激素(ICS)是治疗儿童哮喘的一线用药,它可有效控制哮喘症状、改善生活质量。改善肺功能、减轻气道高反应性和气道炎症、减少哮喘急性发作、降低哮喘死亡率等。但长期应用ICS的安全性成为哮喘患儿家长甚至临床专科医师共同关心的话题。

解答这个问题,我们首先要了解什么是糖皮质激素? 糖皮质激素是由肾上腺皮质分泌的一类甾体激素,也可由化学方法

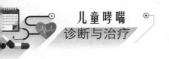

人工合成。它具有调节糖、脂肪和蛋白质的生物合成和代谢的作用，还具有抑制免疫应答、抗炎、抗毒、抗休克作用。一般医师仅会在哮喘急性发作时对患儿短期使用全身糖皮质激素用以快速控制症状，一般在 1 周以内，不会对身体造成显著影响。而哮喘患儿长期使用的激素是指吸入型糖皮质激素（ICS）。ICS 通过吸气进入呼吸道后被呼吸道黏膜吸收，直接作用于支气管而起效。在吸入时较多 ICS 沉积在口咽部并随吞咽进入消化道，这部分经消化道吸收的 ICS 首先会经门静脉进入肝脏，绝大部分被肝脏代谢，真正进入循环到达全身的比例极为微量，基本不对人体部分产生不良反应。因而 ICS 是哮喘治疗史上的重大使用突破，为哮喘治疗提供安全药效的治疗方法。因此全球哮喘防治创议（GINA）指出 ICS 是哮喘治疗的基石。

目前 ICS 不良反应主要聚焦于其对身高的影响。一些研究表明支气管哮喘夜间频繁发作从而影响患儿睡眠质量和生长激素分泌，最终导致儿童生长发育落后。使用 ICS 控制哮喘反而会改善上述情况，促进儿童正常生长发育。早在 2000 年，新英格兰医学杂志发文，对象包括了长期使用 ICS 的哮喘患儿 1 041 例，观察周期 4～6 年，结果显示，ICS 的不良反应仅限于生长速度的短暂性小幅下降（主要在用药第一年）。2012 年，新英格兰医学杂志再发文，研究对象为 943 例哮喘患儿，其结果显示，长期使用 ICS（从 5～13 岁开始）的儿童成年身高比安慰剂组减低不超过 1.2 cm，这种变化在使用 ICS 的第二年已发生，但并未随着时间的延长积累。2017 GINA 采信新英格兰医学杂志 2012 年的研究指出,长期低剂量 ICS 对儿童生长发育和骨骼代谢无显著影响。2020 年 GINA 对于这一问题的描述未发生变化。国内相关研究表明,低剂量 ICS 长期治疗(<5 年)对轻中度哮喘患儿身高无显著影响。所以吸入糖皮质激素对哮喘患儿长期使用是安全有效的。

## 哮喘的患儿可以运动吗?

哮喘患儿是否可以参加运动?这是多数哮喘患儿家长心中存在的一个疑问。首先,来看几则新闻,2018 年韩国平昌冬奥会,经调查有四分之一的运动员有不同程度的哮喘病史,其中参加越野滑雪项目的运动员更是将近二分之一有哮喘病史;2016年参加里约奥运会的运动员,约 8% 有哮喘病史,尤其在有氧耐力运动项目中占比更高;2002 年美国盐湖城冬奥,有 5.2% 的运动员有哮喘,但这 5.2% 的运动员获得了 15.6% 的所有奖牌。这三组数据告诉了我们前面那个问题的答案,哮喘患儿是可以参加运动的,而且成绩斐然。

然而不适当的运动也是诱发哮喘急性发作的重要原因之一,所以从医生的角度出发,来谈谈哮喘患儿与运动是非常有必要的。在聊这个话题之前,先来看看几个问题,第一,小朋友是哪一种类型哮喘,是不是运动相关的哮喘,以往有没有剧烈运动后诱发哮喘的急性发作;第二,要做的是哪类运动,强度如何,以往是否做过,有无不适;第三,运动时,小朋友是否处于哮喘的控

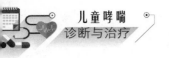

制期,或者肺功能水平正常。

首先,我们知道儿童哮喘有很多症状类型,有运动后喘息症状发作的,有咳嗽为主的咳嗽变异性哮喘,也有半夜喘息突然加重的,又或者是情绪波动后导致症状出现的等等。其中运动后喘息发作,往往与患儿冷空气过敏有关,当然也可能伴有其他吸入性过敏原,普通活动情况下,我们多数人以鼻子吸气,鼻腔对空气有加温加湿和过滤大颗粒物质的作用,当运动量加大时,鼻子吸气不能提供充足的氧气,我们会张口呼吸,这时候未经过加温加湿的冷空气及致敏源直接经口腔大量进入下呼吸道,气道黏膜上皮细胞脱水,导致炎症细胞能够释放多种炎症介质和细胞因子,引起气道平滑肌收缩,黏液腺分泌增加,血浆渗出和黏膜水肿,出现喘息症状,而哮喘患儿往往气道处于高反应状态,表现为气道对各种刺激因子出现过强或过早的收缩反应,引起哮喘发作。这样也同时牵扯出第二个问题,运动强度应当以患儿能接受为准,避免长时间张口呼吸,提倡做一些能提高肺活量,促进心肺功能的有氧运动,比如广播体操,游泳,打球,慢跑等,在运动的同时,家长需要密切观察患儿的呼吸变化,一旦出现哮喘急性发作相关不适,应当及时暂停,抑或参加管乐乐器的训练,也对改善肺功能有所帮助;另外,在确诊哮喘后,医生往往会给患儿开具吸入性糖皮质激素(ICS)、短效支气管舒张剂(SABA),或者是长效支气管舒张剂与吸入性糖皮质激素混合的定量吸入药物(LABA+ICS)。在运动前我们可以加用一次吸入药物剂量,以预防可能出现的喘息发作,预先提升患儿的肺功能,降低气道的高反应性,减少哮喘急性发作的概率。第三方面,建议哮喘患儿日常长期使用峰流速仪来简单监测自己的肺功能水平,如果峰流速仪水平一直处于稳定控制水平,我们可以进行运动,反之则要暂缓。

## 哮喘会随着年龄增长而自愈吗?

儿童哮喘到了青春发育期自然就会好转甚至痊愈,这是很多家长存在的一个误区。其实,儿童的哮喘和成人的哮喘是有区别的,儿童哮喘的本质是一种异质性疾病,是一种慢性气道炎症,多种细胞因子参与,可以导致支气管收缩,腺体分泌增加,引起支气管管腔狭窄,产生喘鸣音,从而形成喘息的症状。而成人的哮喘往往存在气道结构的重塑,气道壁增厚和基质沉积胶原沉积上皮下纤维化平滑肌增生和肥大肌成纤维细胞增殖,黏液腺杯状细胞化生及增生。上皮下网状层增厚微血管生成,简单来说就是成人的气道结构产生了不可逆的改变,这与儿童哮喘有着本质的区别。

知道了两者之间区别以后,要谈谈儿童哮喘有哪些类型会转为成人哮喘。哮喘疾病有很多诱因、病理、病理生理及临床表现,我们称之为表型,大致包括以下几种:

1. 过敏性哮喘:发病年龄较早,伴有过敏性疾病史或家族史,如湿疹,过敏性鼻炎,食物或药物过敏史等。诱导痰或病理学显示气道较多嗜酸性粒细胞浸润。这种哮喘患儿通常对吸入性糖皮质激素(ICS)治疗反应相对较好;

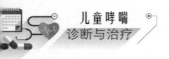

2. 非过敏性哮喘:此类哮喘与过敏无关,患儿痰里细胞可为中性粒细胞或少量炎症细胞,此类患儿吸入激素治疗效果较前者差一些;

3. 迟发哮喘:初次发生哮喘症状年龄较大,往往在 6 岁以后,女孩居多,这些患儿多为非过敏性哮喘,常需要大剂量吸入激素或对激素相对耐受;

4. 伴固定性气流受限的哮喘:哮喘患儿长期处于哮喘未控制状态,出现气道重塑,从而产生固定气流受限;

5. 肥胖伴哮喘:一些肥胖患儿,呼吸道喘息症状明显,尤其活动之后,但气道分泌物病理检查嗜酸性粒细胞无明显升高。

儿童哮喘又大致分为三种亚型:

1. 早期与呼吸道感染相关的喘息:往往初次喘息发病年龄小于 3 岁,在呼吸道感染后出现一过性喘息,不伴有过敏性指标升高,肺功能暂时或一过性受损;

2. 非特应性喘息:学龄前儿童的超过 3 岁后仍有反复喘息症状的儿童,其中约 40% 是非特应性。这些儿童常有呼吸道病毒感染,尤其是呼吸道合胞病毒感染,肺功能有不同程度下降,可存在过敏体质,伴有鼻炎、湿疹等过敏性疾病;

3. 持续特应性喘息或哮喘:这类患儿往往具有明显的过敏体质,有尘螨、花粉等吸入性变应原,有高水平的血清 IgE、外周血嗜酸性粒细胞升高、伴气道反应性升高和肺功能降低。哮喘的发作往往由过敏原导致。

从上面的分析来看,我们知道不是所有的儿童哮喘都会变成成人的哮喘,一方面,随着儿童年龄的增长,体格发育的进步,支气管的直径和长度也会随之增大，缓解喘息症状；另一方面，随着年龄的增加，患儿的免疫力逐渐发育成熟，受呼吸道感染疾病的概率逐渐减小，从而减少了感染诱发的喘息发作。但是如果儿童哮喘始终未控制，反复出现支气管痉挛收缩，会引起平滑肌增生，最终会转变成为成人的哮喘。

# 特殊类型的哮喘

## 什么是咳嗽变异性哮喘？

咳嗽变异性哮喘是一种以长期咳嗽为主要症状,不表现为喘息的特殊类型哮喘。发生机制与哮喘相似,主要是由于有过敏背景的儿童在生后环境中接触过敏原的刺激或呼吸道病毒感染的诱导,在呼吸道黏膜上产生一种慢性(过敏性)炎症,并产生气道高反应性,导致儿童反复咳嗽。据报道,54%的咳嗽变异性哮喘可逐步发展为典型哮喘,尤其是有过敏体质或父母患过敏疾病的儿童,应引起注意。

1. 如何诊断咳嗽变异性哮喘?

(1) 咳嗽持续或反复超过 4 周,干咳为主,无喘息。

(2) 夜间或清晨咳嗽加重,大哭、大笑或活动后加重。

(3) 抗生素治疗无效(非必需),抗哮喘治疗有效。

(4) 有本人或家族过敏病史。

(5) 明确有无其他疾病或合并疾病。

2. 注意事项

咳嗽变异性哮喘在季节交替时常见,呼吸道病毒感染是其发病的常见诱因,故本病易与呼吸道感染等疾病相混淆。患儿就诊时应提供详细的病史,包括咳嗽持续时间、性质、伴随症状、诱发因素、用药及疗效、过敏史等信息，避免误诊或漏诊。

### 3. 咳嗽变异性哮喘的治疗

咳嗽变异型哮喘为慢性气道炎症，需要较长时间的抗炎治疗，如雾化吸入糖皮质激素，联合或单用白三烯受体拮抗剂等，疗程至少 8 周。有合并症如敏感性鼻炎、结膜炎等，应加用抗组胺药物、鼻用激素；对过敏症状较为突出，常规治疗疗效不佳的患儿可进行过敏原脱敏治疗。

## 什么是胸闷变异性哮喘？

胸闷变异性哮喘是 2013 年首先由中国学者提出的一种特殊类型的哮喘，以胸闷为唯一临床表现，无喘息症状，发作时肺部无哮鸣音，但存在气道高反应性或可逆性气流受限，使用支气管舒张剂或者吸入糖皮质激素治疗有效。由于胸闷变异性哮喘患儿的气道痉挛和气道炎症的程度比典型哮喘轻，未达到喘息发生的条件，因此只有胸闷的症状，而没有喘息的表现。

### 1. 胸闷变异性哮喘的诊断

不同年龄儿童对胸闷的描述差异较大。年幼儿童通常无法准确表述胸闷，而是由家长发现患儿频繁长叹气或者叹息样呼吸而来诊。年长儿可以相对准确的描述胸部憋闷、紧缩感、胸前不适或呼吸不畅等症状，而不易误诊漏诊。诊断标准包括：①胸闷或长叹气持续或反复发作＞4 周，且以胸闷为唯一或主要的临床表现；②胸闷发作时肺部听诊无哮鸣音；③胸部 X 线无明

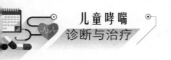
显器质性改变;④支气管激发试验阳性;⑤抗哮喘治疗有效;⑥排除心血管系统、消化系统、神经系统、肌肉及精神因素等疾病引起的胸闷。

2. 胸闷变异性哮喘的治疗

胸闷变异性哮喘的病理生理过程与哮喘类似,治疗原则和典型哮喘相同。主要的治疗药物是吸入性糖皮质激素,对于年长患儿可以考虑使用吸入性糖皮质激素和长效 $\beta_2$ 受体激动剂的联合制剂进行吸入治疗。对于临床诊断不明确的病例,可以尝试予以 $\beta_2$ 受体激动剂或者吸入性糖皮质激素进行诊断性治疗1~2周,如果胸闷或者相关症状缓解有助于诊断。

3. 胸闷变异性哮喘会发展成典型哮喘吗?

胸闷变异性哮喘的气道慢性炎症水平比典型哮喘轻,可能是典型哮喘的前期状态。但是胸闷变异性哮喘的概念提出至今仅数年,临床病例的资料还比较有限,可能需要更多的临床病例观察和长期随访进行验证。但是我们仍然建议存在胸闷变异性哮喘的儿童需要尽早接受规范治疗,避免转变成典型哮喘的可能。


## 什么是难治性哮喘?

目前尚未有完全统一的定义。2006 年,GINA 的定义为对糖皮质激素不敏感,即使在使用两种或以上控制药物时,也不能达到与其他哮喘患儿相同控制水平的哮喘。2010 年中华医学会的定义为,使用包括吸入糖皮质激素和长效 $\beta_2$ 受体激动剂(LABA)等多种控制药物,规范化治疗至少 6 个月,仍不能达到良好控制的哮喘。儿童难治性哮喘,定义为哮喘儿童吸入中高剂量 ICS 和 LABA 两种或更多种控制药物规范治疗至少 3～6 个月,仍不能达到良好控制的哮喘。

**1. 与难治性哮喘含义表达相似或相近的术语有哪些?**

文献中与难治性哮喘含义表达相似或相近的术语包括:难控制性哮喘(difficult to control asthma)、激素抵抗或激素依赖性哮喘(steroid-resistant asthma or dependent asthma)、脆性哮喘(brittle asthma)、致死性哮喘(near fatal asthma)、重症哮喘(severe asthma)等。

**2. 难治性哮喘的易发因素**

难治性哮喘的发生与以下几个因素相关:①遗传背景:研究发现,部分患儿存在 $\beta_2$ 受体及 IL-4、IL-6 受体基因突变,以及激素受体基因或调控激素受体的某些功能基因突变。②反复感染或存在并存症:临床研究表明,部分难治性哮喘常常伴有反复严重的呼吸道感染,或同时存在上气道咳嗽综合征、阻塞性睡眠呼吸暂停低通气综合征、肥胖等疾病。③持续环境过敏原或触发因素的暴露。④治疗不规范、依从性差:还与临床治疗依从性差、不能定期复诊与随访、药物装置使用不当等密切相关。有的家长担心激素的不良反应,仅用支气管舒张剂,不相信西医,追求所谓的"验方、偏方"等,也是导致哮喘难以控制的重要因素。

**3. 难治性哮喘的诊治与评估**

难治性哮喘的诊断首先应对可能的诱发因素进行甄别,并

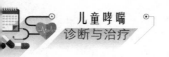

与引起反复喘息、咳嗽症状的其他疾病进行鉴别,如支气管异物、迁延性细菌性支气管炎、气管—支气管软化症、闭塞性(细)支气管炎、原发性纤毛运动障碍、肺曲霉病等。

推荐在原有吸入中高剂量糖皮质激素和长效 $\beta_2$ 激动剂,两种及以上控制药物规范治疗的基础上,根据个体化的需求,选择性地加用包括口服激素、免疫抑制剂、生物制剂、噻托溴铵、大环内酯类药物(免疫调节作用)等。

评估应遵循以下基本程序:①是否存在可逆性气流受限及其严重程度;②治疗依从性是否良好;③吸入技术掌握情况;④是否存在呼吸道感染、过敏原暴露、胃食管反流、UACS、OSAHS、肥胖、心理焦虑等危险因素;⑤与其他反复咳嗽、喘息的疾病鉴别;⑥反复评估患儿的控制水平和对治疗的反应;⑦相对于成人,儿童激素抵抗型(依赖)哮喘的比例更低,诊断要更慎重。

# 哮喘并发症

## 哮喘伴变应性鼻炎

**1. 哮喘患儿为什么需要重视过敏性鼻炎?**

哮喘患儿合并过敏性鼻炎的比例高,两者具有相似的发病机理,对过敏性鼻炎进行及时诊断和有效控制有利于哮喘的预防和治疗。过敏性鼻炎这一哮喘的常见合并症应当受到广大患儿和医务工作者的足够重视。

**2. 哮喘和过敏性鼻炎的关系是怎样的?**

哮喘和过敏性鼻炎的诱发因素及发病机理相似,均为Ⅰ型过敏反应,病理学上均表现为嗜酸性粒细胞增高为主的非感染性炎症。流行病学调查发现,过敏性鼻炎患儿中哮喘发病率较正常人高4～20倍,正常人群中哮喘病发病率约为2%～5%,而过敏性鼻炎患儿中哮喘的发病率则可高达20%～40%。哮喘与过敏性鼻炎常常共存,可能是相同疾病的连续表现("同一气道"假说)。这不仅表现为过敏性鼻炎能够对哮喘的发展产生影响,其本身就是哮喘发病的危险因素,而且对于两者进行同期治疗能够同时提高两者的疗效。

**3. 过敏性鼻炎为什么会对哮喘产生影响?**

虽然目前对于过敏性鼻炎影响哮喘发生发展的具体机制还

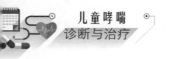

不十分清楚,但目前认为过敏性鼻炎主要从下面两个方面影响哮喘。其一,过敏性鼻炎阻碍了鼻腔对于过敏原的屏蔽作用。主要的过敏原比如花粉,通常大小为 5 $\mu m$ 左右,正常经鼻呼吸时很容易被鼻腔过滤清除。存在过敏性鼻炎时,经鼻呼吸被口呼吸取代,过敏原更加容易进入下呼吸道,造成哮喘的风险增大。其二是过敏性鼻炎发作时鼻腔内聚集了大量过敏原、炎症介质及细胞因子,这些物质大量进入下呼吸道后易诱发哮喘。

4. 哮喘合并过敏性鼻炎的临床表现是怎样的?

临床诊断明确的哮喘患儿如果同时存在间歇性或持续存在的鼻部症状比如鼻塞、流鼻涕、打喷嚏以及鼻痒等症状则可能合并有过敏鼻炎。尤其当哮喘的咳喘症状频繁发作或者单纯呼吸内科药物治疗后未能得到有效控制,也需要警惕过敏性鼻炎的发生。这种情况下可以联合耳鼻咽喉专科医生进行体格检查以明确诊断。必要时还可以进行鼻内镜及过敏原检查。过敏性鼻炎合并哮喘的病情通常可以分为三个阶段:①单纯过敏性鼻炎,不伴气道高反应性也无哮喘;②过敏性鼻炎伴有气道高反应性,但无哮喘症状;③过敏性鼻炎伴有哮喘和气道高反应性。不同阶段的治疗策略有所不同。

5. 为什么需要对哮喘和过敏性鼻炎进行同期治疗?

对于合并有过敏性鼻炎的哮喘患儿进行两者的综合治疗有以下优势。同期进行治疗可以分别提高单一疾病的疗效,使哮喘和过敏性鼻炎两种疾病的用药总量均有所下降,同时避免同类药物的重复使用。此外,在哮喘间歇期注意控制鼻腔症状也可以在一定程度上预防哮喘的发作,减少哮喘的发作频率。

## 哮喘伴湿疹

**1. 什么是湿疹?**

湿疹,在婴儿期多被称为奶癣,是婴幼儿及儿童常见的一种炎症性变态反应性皮肤病。其发生机制是基于过敏体质的基础上,受到多重内在及外在因素刺激的综合作用结果。

**2. 常见什么致敏物会导致湿疹发作?**

婴幼儿期常见的致敏原包括鸡蛋、牛奶、牛羊肉及鱼虾蟹等食物致敏原,随着患儿的长大,机体免疫系统逐渐自我调节可对致敏食物逐步耐受,较大年龄患儿常见致敏原通常是尘螨、花粉等吸入性致敏原了。

**3. 湿疹会有哪些基本表现?**

湿疹作为一种常见皮肤病在不同时期有不同的表现,婴幼儿时期(<6 个月时),皮疹通常由头面部首发,1～2 月龄以脂溢性皮炎为表现,主要是头皮及眉部等皮脂溢出区的黄腻痂皮;随着月龄增大直至儿童期(6 月～3 岁),皮疹逐渐累及四肢,表现为红斑、丘疹、干燥脱屑、严重时可有渗出、结痂等。儿童期及青春期患者多以慢性皮损为表现,如颈前、四肢关节屈侧及腕踝等关节处的苔藓化斑块,可有抓痂,反复发作易继发细菌感染,皮肤干燥,皮嵴加深。

**4. 湿疹和特应性皮炎有何不同?**

特应性皮炎是一种以反复发作和伴有剧烈瘙痒为主要表现

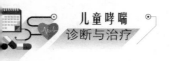
的顽固性皮肤病,对于临床表现为慢性对称性湿疹样皮炎患儿,高度警惕特应性皮炎可能。特应性皮炎的诊断应综合病史、临床表现、家族史和实验室检查各方面证据综合考虑。

以湿疹为皮肤表现的特应性皮炎患儿,多呈现一种"特应性"进程,即早期可合并消化道症状如腹泻或便秘、血丝便、黏液便等表现;随着年龄增长,大部分患儿皮肤及消化道症状逐渐缓解,代之以呼吸道表现为主,表现为过敏性鼻炎、过敏性咳嗽甚至哮喘等。

5. 湿疹患儿可做哪些检查? 有何表现?

可做外周血嗜酸性粒细胞计数、血清总 IgE、吸入过敏原、食入过敏原的特异性 IgE,及斑贴试验等相关检测以辅助诊断。湿疹患儿表现为外周血嗜酸性粒细胞计数升高、血清总 IgE 升高、吸入过敏原、食入过敏原的特异性 IgE 升高。

6. 湿疹和特应性皮炎如何诊断?

湿疹是一类常见的儿童变态反应性皮肤病,皮疹多样,以斑疹、丘疹、斑块为主要表现,伴瘙痒,最常见为特应性皮炎。未达特应性皮炎诊断标准时,称为湿疹。

近几年我国多位学者提出更适合我国特应性皮炎患儿的诊断标准,包括用于儿童患儿的上海新华医院姚志荣教授团队提出的"姚氏标准",以及用于成人患者的北大医院张建中教授团队提出的"张氏标准"。

姚氏诊断标准:

1~12 岁:瘙痒+屈侧皮炎+慢性或慢性复发性病程。

0~1 岁:出生 2 周后起病+瘙痒/易激惹/睡眠障碍+1 条湿

疹样皮损特征。

**7. 湿疹的基础治疗重要吗?**

湿疹由于其慢性、反复性特点,消除诱发和/或加重因素,可以减少和预防复发、提高患者生活质量。而保湿护肤,避免刺激,寻找和避免特定的诱因是皮肤干燥患儿的首要任务,也是任何程度的 AD 患儿的基础治疗,做好以上几点,可以有效减少和预防湿疹复发。所以皮肤护理等基础治疗对湿疹患儿非常重要。

**8. 湿疹的外用药如何选择?**

根据患儿年龄、皮疹部位、严重程度选择合适的药物。外用激素治疗目前还是首选的治疗方法,建议在皮肤科专科医生指导之下使用,家长不必过度担忧药物不良反应。

(1) 皮疹表现为红斑、丘疹、丘疱疹时,可选用中效、弱效糖皮质激素,如糠酸莫米松乳膏、地奈德乳膏、丙酸氟替卡松乳膏等;伴有渗出、糜烂时,可先选用生理盐水等冷湿敷和氧化锌乳膏外用;继发脓性渗出和脓疱时,需先用莫匹罗星软膏或夫西地酸软膏等抗感染治疗。

(2) 激素药膏迅速控制症状后,可予钙调磷酸酶抑制剂类药物吡美莫司或他克莫司乳膏维持治疗,预防复发。对头面部、及颈部、腋下、腹股沟、外阴等间擦部位也适合选用钙调磷酸酶抑制剂。

**9. 湿疹的口服用药及系统治疗主要有哪些?**

常用口服药为二代抗组胺药氯雷他定、西替利嗪、左西替利嗪、地氯雷他定,及依巴斯汀等。全身系统治疗仅用于病情严

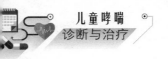

重、其他方法无效时,可短期应用糖皮质激素和免疫抑制剂,但建议儿童尽量少用。

**10. 预防湿疹的关键有哪几点?**

预防措施主要有以下两点:

(1)患儿及家长的宣教:日常生活中尽可能避免接触和食用可疑致敏物;避免冷热刺激、过度搔抓、过度洗浴,做好皮肤保湿工作;指导规律用药;饮食均衡、睡眠充足。

(2)尽可能寻找诱发因素,注意是否有生活环境、饮食成分、接触的物品、精神情绪变化和发病有关,避免诱发因素。

**11. 湿疹患儿如何选择合适的奶粉?**

大部分牛奶蛋白过敏都是轻中度的,首选深度水解配方奶粉。不能耐受深度水解配方或重度牛奶蛋白过敏时,首选氨基酸配方奶粉。氨基酸配方奶粉也可作为辅助诊断牛奶蛋白过敏的选择。

**12. 湿疹患儿如何洗澡?**

夏季可以每天洗澡 1 次,水温 32～34 ℃,春秋季隔天洗澡 1 次,冬季每周洗澡 1～2 次,水温不能过热,37 ℃左右为宜;洗澡的时间不能过长,每次 5～10 分钟;沐浴液或香皂每周用 1～2 次。洗完之后,全身涂抹润肤剂。

**13. 润肤剂对湿疹患儿如此重要吗?**

湿疹患儿存在先天性皮肤屏障缺陷,皮肤水分丢失增加,皮肤易干燥,诱发湿疹发生。润肤剂具有保湿作用,减少皮疹出现。某些润肤剂还含有皮肤自身即有的保护性脂质成分,可以外源性补充皮肤脂质含量,修复受损的皮肤。所以每天多次涂抹润肤剂可以保护皮肤,预防湿疹发作。

**14. 湿疹患儿如何穿衣?**

建议全棉的衣服,宽松柔软;新买的衣服一定要清洗;照顾患儿的家长也尽量穿全棉的衣服。给患儿穿的衣服和盖的棉被不能过热,否则会加重瘙痒。

**15. 什么样的家庭环境适合湿疹患儿?**

居室环境应凉爽通风和清洁,湿度在50%左右;室内需要保持空气流通,家长要避免在家里抽烟,不要养宠物;尘螨是全球最常见的环境过敏原,常存在于地毯,床垫,灰尘中,尽量避免接触,不给患儿玩毛毛绒玩具。

# 哮喘伴结膜炎

**1. 什么是结膜炎?**

结膜炎是指结膜组织因外界致病因素或自身防御力减弱,而引起的结膜组织炎症,主要体征为血管扩张,充血渗出和细胞浸润。结膜炎是眼科最常见的疾病。结膜炎主要分为微生物性和非微生物性两大类。致病的微生物可为细菌、病毒、衣原体、真菌等。物理刺激或者化学损伤也可引发结膜炎。部分结膜炎是由于自身免疫性病变,全身性疾病或临近组织炎症蔓延而引发。

**2. 哮喘患儿常合并哪种类型结膜炎?**

哮喘是一种气道慢性炎症反应,表现为反复发作的喘息、气

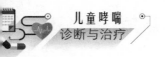

急、胸闷或咳嗽等。遗传的过敏体质和环境的变应原是导致哮喘发生的主要因素。因此,变应性结膜炎,即过敏性结膜炎是哮喘患儿常合并的结膜炎类型。

**3. 什么是过敏性结膜炎?**

过敏性结膜炎又称为变态反应性结膜炎,是结膜对外界变应原产生的一种超敏反应。有速发型Ⅰ型和迟发性Ⅳ型两种。其中以Ⅰ型变态反应所致的过敏性结膜炎最常见,接触致敏物质数分钟后即发生眼部瘙痒、眼睑水肿、结膜充血水肿等症状,可伴有系统性过敏症状。Ⅳ型变态反应所致的过敏性结膜炎常在接触致敏物质24~72小时后发生,表现为眼睑皮肤急性湿疹,结膜乳头增生,滤泡形成,严重者可有角膜上皮糜烂。

**4. 过敏性结膜炎如何治疗?**

首先,避免或减少接触过敏原,比如避免食用已知过敏的食物;尘螨过敏的患儿可以进行脱敏治疗;空气污染严重时减少户外活动等。药物治疗首选抗组胺及肥大细胞稳定剂的双效药物。首选方法治疗无效者可考虑激素及免疫抑制剂治疗。

**5. 在过敏性结膜炎治疗中如何使用激素?**

(1) 局部用药为主。

(2) 早期、足量应用,迅速抑制炎性反应。

(3) 适时评估病情,根据需要调整药物剂量。

(4) 逐渐减量,避免突然停药。

具体应用时,药物种类、浓度、用药频率、停药时间等须依据病情的严重程度决定。对于季节性或常年性过敏性结膜炎,首选治疗无效的患儿,应采用低剂量、低浓度的给药方式,如

0.02％的氟米龙滴眼液,每日 2～3 次滴眼。对于春季角结膜炎或特应性角结膜炎则必须使用糖皮质激素治疗,病情严重的难治性患儿可予以短期糖皮质激素冲击治疗。

激素治疗期间,应密切随访眼压变化,以免发生激素性高眼压,若眼压增高,则应当减少激素使用浓度或给药次数,或者改用免疫抑制剂治疗。

# 哮喘伴肥胖

**1. 儿童肥胖和哮喘有什么联系?**

近年,儿童哮喘发病率及超重肥胖率在全球范围呈增加趋势,特别在发展中国家的儿童和青少年中尤其明显。一项持续 15 年的纵向研究提示肥胖的儿童不仅更容易患哮喘,且哮喘严重程度更高,生活质量也更低,因而更需要医疗保健和积极的哮喘治疗。同时有研究提示,超重和肥胖可导致哮喘儿童对吸入皮质类固醇(ICS)的反应降低,导致用药疗程增加,疾病控制困难。在急性哮喘发作住院儿童中,使用机械通气与肥胖之间存在相关性。因此,目前肥胖已被作为哮喘的独立危险因素被关注,"肥胖型哮喘"也被作为特殊类型被重点研究。

**2. 肥胖型哮喘有哪些表型?**

有研究提示,肥胖型哮喘可被分为早发性特应性哮喘(12 岁以下)和迟发性非特应性哮喘(12 岁及以上)两类。

(1) 早发性特应性哮喘:这类表型的过敏反应是由肥胖所引

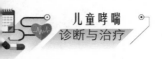

起,也更为强烈。与迟发性非特应性相比,早发性更容易出现气道阻塞(FEV1/FVC 即第 1 秒用力呼气容积与用力肺活量的比值下降)、支气管高反应性和较高的 IgE 水平(过敏反应)。气道阻塞程度随肥胖程度增加,一氧化氮呼气量随之降低,导致 IgE 水平进一步升高,加重过敏反应。另外,早发性患儿的重症率较高。

(2) 迟发性非特应性哮喘:发病年龄较大,肥胖主要作为这类哮喘的加重因素而非病因。这类表型出现气道高反应性、气道阻塞和难治性哮喘的情况较少,但具有更高程度的气道嗜酸性炎症水平。

3. 哮喘评估时肥胖如何定义?

在成人中,我们一般参考体质指数(body mass index, BMI)来判断是否肥胖(BMI>25 被定义为超重,BMI>30 为肥胖),而由于儿童的 BMI 随年龄增长不断变化,在评估肥胖干预方面并不是最为精准的指标,其反映的生理和代谢健康可能存在很大差异。而这种差异对于哮喘程度的评估非常重要。比如血清白细胞介素 6(IL-6)是哮喘严重程度的标志,但一些 BMI 在非肥胖范围内的个体中却观察到了 IL-6 的升高。研究提示,颈围、腹围能更好地反映肥胖与哮喘严重程度的相关性,较单纯根据理想体重或 BMI 更具有决定意义。

4. 肥胖型哮喘的发病机制有哪些?

目前的研究提示,慢性炎症反应、高胰岛素血症、代谢综合征等因素共同作用于肥胖型哮喘的发病。

在肥胖个体中,快速增殖的脂肪组织在相对缺氧环境下,可进入一种低水平的慢性全身炎症状态,巨噬细胞的活化引起炎症因子的释放,可提高气道慢性炎症水平。哮喘的发生基于经典的 Th2 过敏反应,而研究发现肥胖可导致 CD4 细胞偏向 Th1 炎症反应,这与哮喘的严重程度和控制不良相关。

胰岛素也可激发炎症反应,加重气道高反应性和气道重塑,而哮喘本身引起的炎症状态也可刺激机体增加胰岛素分泌,使机体处于炎症的恶性循环之中。而胰岛素抵抗状态和代谢综合征与超重/肥胖青少年肺功能恶化相关。

肥胖个体血液中游离脂肪酸、瘦素的水平升高,瘦素可明显增强过敏反应和气道高反应。同时,对气道具有保护作用的脂联素水平下降,导致气道炎症反应的进一步上升。

5. 肥胖型哮喘如何预防和干预?

由于肥胖状态可导致肥胖型哮喘患儿对一般治疗及控制药物的敏感度下降,减肥是肥胖型哮喘干预过程中必不可少的一环。已有研究证明,强化减肥以及生活方式干预联合药物治疗是非常有效的治疗手段。

另外,饮食也与肥胖型哮喘相关。维生素 D 缺乏与肥胖和哮喘相关,而适当的补充是一个重要的保护性因素。缺乏蔬菜和谷物但富含甜食和奶制品的饮食习惯可引起哮喘的加重,Omega-3 的摄入与较低的哮喘发病率相关。

另外,多项研究指出,母亲在孕期肥胖可能是导致儿童早期哮喘的危险因素,因此孕期母亲的体重控制也是重要的预防措施之一。

# 儿童哮喘的心理疏导及日常保健

## ⊂ 为什么要关注哮喘儿童心理健康？

　　随着心身医学的发展,有多种研究提示:心理社会因素、心理家庭因素参与了哮喘的发病、发展、预后的全过程。例如,抑郁、焦虑等负面情绪对哮喘的发生、发展和转归起着重要作用。哮喘儿童抑郁情绪的发生率及其严重程度,常高于正常儿童;此外,焦虑情绪也会诱发哮喘,而哮喘发作引起的不适乃至窒息感,反过来也会导致儿童紧张恐惧,进而加重焦虑的程度。不只是患儿,哮喘的反复发作或迁延不愈,也容易引发家长的焦虑等情绪心理压力,反过来影响到哮喘患儿的治疗和康复。因此,在规范的临床治疗之外,给予患儿及家庭合适的心理干预,以消除心理因素对哮喘诊疗的不良影响,就显得十分必要。

　　1. 哮喘对儿童及其父母的心理常见影响有哪些?

　　有研究表明:与轻度哮喘患儿相比,重度哮喘患儿更易形成内向、情绪不稳定等心理特征;具有较多焦虑或抑郁情绪的哮喘患儿,也更易发展为重度哮喘。与此同时,重度哮喘患儿焦虑及抑郁的评分,也明显高于轻度哮喘患儿。这表明,情绪状态与哮喘的程度可互为因果。

　　对子女健康的担心、疾病造成的经济负担、治疗照看所消耗的时间和精力等,也可能加重患儿父母的心理负担,家长因此也更容易产生焦虑和抑郁等心理健康问题,这些不但直接影响患儿的治疗方式及依从性,同时还可能通过影响患儿本人情绪、行为、个性形成,从而影响患儿的病情乃至预后。

### 2. 家长如何做哮喘患儿的心理疏导?

除了对哮喘患儿自身的治疗外,应当充分了解家长的心理状态,给予适当的心理健康教育,包括帮助父母学习儿童哮喘的相关知识、治疗方案;避免长期处于自责、焦虑、悲观等消极情绪;鼓励父母积极关注自身的身心健康,适度的情绪表达和宣泄是很有必要的,必要时患儿父母也可接受心理疏导或咨询,以缓解焦虑、抑郁等情绪感受和心理压力。患儿父母也可以在医生指导下组建互助小组,彼此交流,分享经验和信息,互相支持和帮助。这些都将为父母育儿提供更有效的支持,进而帮助患儿做好健康管理,保持疾病稳定或促进康复。

家庭不良的养育方式会让患儿产生更多心理问题,不利于哮喘控制。因此父母需要为患儿营造一个良好的家庭氛围,父母温暖、家庭和谐,让患儿感受到安全和放松。相比于非哮喘儿童,哮喘患儿的社会适应能力以及日常行为能力相对较差,因此父母也有必要适当放手,避免对患儿过度保护,让患儿参与适当运动或集体活动、安排自己的日常生活和交友,获得同伴支持,消除自卑、建立自信等,这些将有助于改善患儿情绪、增强患儿的社会适应能力、自我调节能力。

### 3. 哮喘治疗中相关的心理干预有哪些?

目前针对哮喘儿童常见的心理干预包括认知行为疗法、放

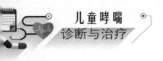

松疗法、家庭治疗、集体治疗等。其中认知行为疗法包含了认知和行为疗法的关键要素,有助于提高儿童的依从性和自我效能感。放松疗法是通过渐进性放松、自主训练,以积极想法的自我暗示,结合生物指标的反馈来减缓哮喘的发作。集体治疗则是带孩子参加一些哮喘儿童团体活动,一方面促进患儿对疾病的了解、消除恐惧,另一方面让患儿找到同伴、减少孤单抑郁等情绪压力。最适用的心理干预应当是将教育与认知、行为、自我调节和家庭因素相结合。

## 哮喘儿童的日常保健关键点有哪些?

1. 正确认识哮喘的本质及发病机制,足量、足疗程、规范用药

哮喘是一种以慢性气道炎症和气道高反应性为特征的异质性疾病,以反复发作的喘息、咳嗽、气促、胸闷为主要临床表现,可同时伴有变应性鼻炎、湿疹等其他过敏性疾病。哮喘控制治疗应尽早开始,要坚持长期、持续、规范、个体化治疗原则。这是一个长期的治疗过程,患儿应在家中遵从医生的治疗方案,掌握正确的药物使用方法并且按疗程用药才是治疗的关键。家长及患儿的依从性是影响治疗和疗效的重要因素,很多患儿哮喘控制不理想,与不能完成居家治疗有很大关系,切忌随意增减药物,更不可自行停药。

2. 避免触发、诱发哮喘发作的各种因素

吸入变应原致敏是儿童发展为持续性哮喘的主要危险因

素,儿童早期的食物致敏可增加吸入变应原致敏的危险性。许多危险因素可引起哮喘急性加重,被称为"触发因素",包括变应原、病毒感染、污染物、烟草烟雾及药物等。通过临床变应原测定及家长的日常生活观察寻找变应原,可了解诱因及以往发作的规律,患儿和家长共同研究,提出并采取一切必要的切实可行的预防措施,包括避免接触变应原、防止哮喘发作、保持病情长期控制和稳定。

**3. 识别哮喘加重的先兆、症状规律及掌握家庭自我处理方法**

一般患儿哮喘急性发作前往往有诱因,并可出现鼻塞、流涕、咳嗽等前驱症状,患儿及家长需留意病情发展。在出现哮喘急性发作征象时及时使用吸入性速效 $\beta_2$ 受体激动剂,建议使用压力定量气雾剂经储雾罐(单剂给药,连用 3 剂)或雾化吸入方法给药。如治疗后喘息症状未能有效缓解或症状缓解维持时间短于 4 小时,应立即前往医院就诊。在哮喘高发的季节可随身携带吸入性速效 $\beta_2$ 受体激动剂。

**4. 自我监测,定期评估,按时随访**

在整个哮喘的治疗过程中遵循"评估—调整治疗—监测"的管理循环,所以患儿认真完成自我监测非常重要,家长也要持之以恒地督促及协助患儿认真完成每日早晚两次呼气峰流速(PEF)的监测,认真记好哮喘日记,定期应用儿童哮喘控制问卷(ACT、C-ACT、ACQ 和 TRACK 等)判定哮喘控制水平,按时随访,为哮喘专科医生调整治疗方案实现个体化精准治疗提供依据。

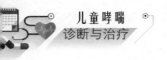

5. 积极治疗共存疾病

半数以上的哮喘患儿同时患有变应性鼻炎,有的患儿并存鼻窦炎、阻塞性睡眠呼吸障碍、胃食管反流等疾病,这些共存疾病和因素可影响哮喘的控制,需同时进行积极有效的治疗。

6. 重视肺功能的监测

肺功能测定是诊断哮喘的重要手段,也是评估哮喘病情严重程度和控制水平的重要依据。哮喘患儿儿童期肺功能的状态直接影响其成年后肺功能的水平,所以建议哮喘患儿每年至少进行 4 次全面的肺功能测定。

7. 保持良好的心态,合理膳食,适当运动

保持积极乐观的心理状态不仅可以减少哮喘急性发作,而且可以坚定患儿战胜疾病的信心,使治疗更顺利、更有效地进行。除明确过敏的食物以外,不应刻意限制患儿食物的摄入,要保持均衡饮食,避免油腻辛辣食物。除运动型哮喘以外,适当的运动对哮喘患儿的肺功能是一种很好的锻炼。对于病情控制稳定的哮喘患儿来说,不必有过大的思想负担,只要运动量适当通常不会出现危险。比如游泳就是一项很好的有氧运动,对哮喘肺功能锻炼很有益处。

# 参 考 文 献

1. Akar-Ghibril N, Phipatanakul W. The Indoor Environment and Childhood Asthma. Curr Allergy Asthma Rep 2020, 20(9): 43.

2. Leas BF, D'Anci KE, Apter AJ, Bryant-Stephens T, Lynch MP, Kaczmarek JL, et al. Effectiveness of indoor allergen reduction in asthma management: A systematic review. J Allergy Clin Immunol 2018, 141(5):1854—1869.

3. Asthma Initiative of MICHIGAN. Indoor Air Quality. https://getasthmahelp.org/indoor-air-quality.aspx # (Accessed at December 4, 2021).

4. Asthma UK. Cigarette smoke. https://www.asthma. org. uk/advice/triggers/smoking/(Accessed at December 4, 2021).

5. Asthma UK. Dust mites. https://www.asthma.org.uk/advice/triggers/dust-mites/(Accessed at December 4, 2021).

6. Asthma UK. Mould and damp. https://www.asthma.org. uk/advice/triggers/moulds-and-fungi/(Accessed at December 4, 2021).

7. Asthma UK. Animals, pets and asthma. https://www. asthma. org. uk/advice/triggers/animals-and-pets/(Accessed at

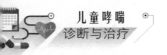

December 4, 2021).

8. United States Environmental Protection Agency. Clearing the Air of Indoor Asthma Triggers. https://nepis.epa.gov/Exe/ZyPURL.cgi?Dockey=000002FN.txt(Accessed at December 4, 2021).

9. Global Strategy for Asthma Management and Prevention. Global Initiative for Asthma, www.ginasthma.org. 2021.

10. GBD 2016 Causes of Death Collaborators. Global, regional, and national age-sex specific mortality for 264 causes of death, 1980—2016: a systematic analysis for the Global Burden of Disease Study 2016. Lancet 2017, 390(10100):1151—1210.

11. Mallol J, Crane J, von Mutius E, Odhiambo J, Keil U, Stewart A. The International Study of Asthma and Allergies in Childhood (ISAAC) Phase Three: a global synthesis. Allergol Immunopathol(Madr) 2013, 41(2):73—85.

12. Croisant S. Epidemiology of asthma: prevalence and burden of disease. Adv Exp Med Biol. 2014; 795:17—29.

13. Asthma Society of Canada. Asthma facts and statistics. https://asthma.ca/wp-content/uploads/.

14. 全国儿科哮喘协作组.中国疾病预防控制中心环境与健康相关产品安全所.第三次中国城市儿童哮喘流行病学调查[J].中华儿科杂志,2013, 10(51):729.

15. 全国儿科哮喘协作组.2000 年与 1990 年儿童支气管哮喘患病率的调查比较[J].中华结核和呼吸杂志,2004, 27(2):112—116.

16. 全国儿科哮喘协作组.第三次中国城市儿童哮喘流行病学调查[J].中华儿科杂志,2013,51(10):729—735.

17. 中华儿科杂志编辑委员会,中华医学会儿科学分会呼吸学组,中国医师协会儿科医师分会儿童呼吸专业委员会.儿童支气管哮喘规范化诊治建议(2020年版).中华儿科杂志,2020,58(09):708—717.

18. Institute for Health Metrics and Evaluation. Global Burden of Disease(GBD) Compare/Viz Hub. Global：both sexes, all ages, DALYs. 2017. University of Washington website. http://vizhub.healthdata.org/gbd-compare/.(Accessed at September 11, 2019.)

19. Mattiuzzi C, Lippi G. Worldwide asthma epidemiology：insights from the Global Health Data Exchange database. Int Forum Allergy Rhinol 2020, 10(1):75—80.

20. Group Tebo CJoPr. Pediatric Society of Chinese medicine, children's asthma Guidelines for diagnosis and treatment (2016Edition). Chinese J Pediatr 2016.

21. 张佳,李其忠.中医体质理论研究进展[J].中医文献杂志,2012,1(2):52—55.

22. 童福易,赖仁胜,薛博瑜.试论中医体质与疾病的发生[J].现代中西医结合杂志,2012,21(10):1128—1130.

23. 杨声灼,白燕群.哮喘慢性持续期患者肺功能与生存质量的相关性[J].临床肺科杂志,2015,20(4):684—686.

24. 王斌,王成秀,唐晓燕.儿童哮喘控制测试与肺功能检测

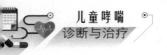
在哮喘管理中的应用[J].西部医学,2013,25(7):1023—1024.

25. 李建保,田金娜,刘小凡.小儿防哮敷贴粉穴位敷贴对哮喘豚鼠血清 IL-4 和 IFN-γ 的影响[J].中医临床研究,2011,3(13):1—2.

26. 李俊,胡家才.磁贴穴位敷贴对哮喘患者肺功能及 Thl/Th2 细胞因子的影响[J].安徽中医学院学,2009,28(2):16—39.

27. 何富乐,胡美兰.伏天膏药穴位敷贴对支气管哮喘缓解期患者免疫功能的影响[J].中国中医药科技,2012,19(5):449—450.

28. 郭燕蓉,茆建国,朱蔚,等.控哮涂膜剂治疗过敏性鼻炎哮喘综合征 30 例[J].中国中医药现代远程教育,2013,11(9):44—46.

29. 张瑞.蒙药蒙瑞贴膏二号穴位敷贴治疗哮喘症疗效观察[J].中国民族医药杂志,2013,9:3—5.

30. 吴杰,虞坚尔,闵伟福,等.中药敷贴联合离子导入技术治疗小儿哮喘 400 例临床疗效观察[J].中国中西医结合杂志,2011,31(7):996—997.

# 健康中国·家有名医丛书
# 总书目

## 第一辑

## 第二辑

13. 呼吸道病毒感染诊断与治疗
14. 心血管内科疾病诊断与治疗
15. 老年眼病诊断与治疗
16. 肺结核病诊断与治疗
17. 斑秃诊断与治疗
18. 带状疱疹诊断与治疗
19. 早产儿常见疾病诊断与治疗
20. 儿童佝偻病、贫血、肥胖诊断与治疗
21. 儿童哮喘诊断与治疗
22. 皮肤溃疡诊断与治疗
23. 糖尿病视网膜病变诊断与治疗
24. 儿童性早熟诊断及治疗
25. 儿童青少年常见情绪行为障碍诊断和治疗
26. 儿童下肢畸形诊断和治疗
27. 肺癌诊断与治疗